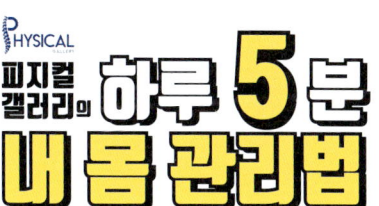

이 책 사용설명서

- 책표지에 나 있는 홈을 뒤로 접으십시오.
- 그림과 같이 책상에 세울 수 있습니다.
- 독서대 역할까지 하는 이 책은 특허 받은 제품(특허 제 10-1515923호)으로, 무단 복제 및 도용을 금합니다.

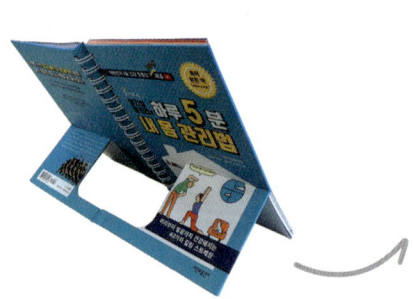
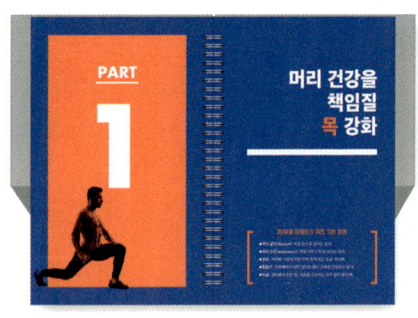

[프롤로그]

포스트코로나 시대 건강관리
짧고 굵게! 하루 5분이면 충분합니다

그 어느 때보다 건강이 중요해진 요즘입니다. 건강은 곧 체력이고 체력은 곧 삶의 질과 직결되죠.
그러나 운동을 하는 건 상당히 귀찮고 어려울 수 있습니다. 그래서 최소한의 운동 그리고 스트레칭 방법에 대해서 고민하고 또 고민했습니다.
대부분의 근골격계 질환은 근육이 제 기능을 하지 못하거나 불필요하게 뭉쳐있을 때 발생하게 됩니다. 이러한 근육들을 개선시키는 방법은 매우 다양하지만, 저희는 그중에서 가장 필수적인 스트레칭과 운동법에 대해서 알려드리고자 합니다.
이 책은 머리부터 발끝까지 우리가 꼭 알아야 할 근육에 대해 총7부에 걸쳐 소개하고 있으며 전문적인 내용을 어떤 연령대든 이해하기 쉽게 정리했습니다. 또한 일상에서 흔히 접하는 증상들과 원인에 대해서도 최대한 쉽게 설명하고자 했습니다.
목적은 단 하나, 많은 독자분들이 이 책을 참고해 혼자서도 근육 때문에 생긴 수많은 문제들을 개선하고 건강해지길 바라는 것입니다.

이 책은 책상 위에 세워서 볼 수 있는 특허 받은 제본을 사용했습니다. 책상 위에 세워놓고 다양한 운동 동작을 따라 하기에 더 없이 좋을 뿐만 아니라, 책을 읽으려고 고개를 숙일 필요가 없습니다. 게다가 눈에서 30cm 떨어져 세워도 읽을 수 있도록 활자를 크게 키웠습니다. 눈 건강, 목 건강에도 좋은 이 책은 그야말로 건강관리를 위해 부족함이 없어 보입니다.

포스트코로나 시대, 이 책이 여러분의 건강관리에 큰 도움이 되길 소망합니다.

2020년 8월

전하윤 (피지컬갤러리 창업자 & 라이프에이드 대표)

contents

[프롤로그]

포스트코로나 시대 건강관리
짧고 굵게! 하루 5분이면 충분합니다 ·········· 전하윤　　　3

PART 1　머리 건강을 책임질 목 강화

[1장]　극심한 두통에 눈알이 빠질 듯 아파요 ∞ 후두하근(뒤통수밑근)　　12
[2장]　목이 뻣뻣해지면서 편두통이 생겨요 ∞ 흉쇄유돌근(목빗근)　　19
[3장]　고개가 잘 돌아가지 않습니다 ∞ 경판상근(목널판근)　　24
[4장]　팔이 저리고 손가락 전체가 뻣뻣해요 ∞ 사각근(목갈비근)　　28

PART 2　넓고 탄탄한 어깨 만들기

[1장]　어깨 뒤쪽에 통증이 있어요 ∞ 대원근(큰원근)　　36
[2장]　팔을 밖으로 돌리기가 힘들어요 ∞ 삼각근(어깨세모근)　　42
[3장]　가만히 있어도 어깨와 팔꿈치가 욱신거려요 ∞ 극상근(가시위근)　　48
[4장]　오십견이라는데 뭘 해도 좋아지지 않아요 ∞ 견갑하근(어깨밑근)　　53
[5장]　어깨와 목이 뭉치고 잘 돌아가지 않아요 ∞ 승모근(등세모근)　　57
[6장]　뒷목이 당기고 머리가 지끈지끈 아파요 ∞ 견갑거근(어깨올림근)　　63
[7장]　뒷주머니에 손이 닿질 않아요 ∞ 극하근(가시아래근)　　68

PART 3 일 잘하는 팔 & 팔꿈치 & 손목 만들기

[1장] 알통을 살짝 누르기만 해도 통증이 심해요   76
               ∞ 상완이두근(위팔두갈래근, 이두박근)

[2장] 빗질이 힘들 정도로 어깨가 아파요 ∞ 오훼완근(부리위팔근)   80

[3장] 팔꿈치가 아프고 손아귀에 힘이 없어요 ∞ 삼두근(위팔세갈래근)   85

[4장] 손목을 돌릴 때, 손가락을 구부릴 때 통증이 있습니다   90
                        ∞ 손목 굴곡근(굽힘근)

[5장] 바늘로 손바닥을 찌르는 것 같아요 ∞ 장장근(긴손바닥근)   98

[6장] 주먹을 쥐었다 펼 때 손목이 찌릿해요 ∞ 손목 신전근(폄근)   102

[7장] 손목을 바깥으로 돌리기가 힘들어요 ∞ 원회내근(원엎침근)   108

[8장] 팔꿈치와 엄지손가락에 통증이 있어요 ∞ 회외근(뒤침근)   112

[9장] 물건을 잡을 때마다 팔꿈치가 아파요 ∞ 주근(팔꿈치근)   117

PART 4 호흡기를 튼튼하게, 등 & 가슴 강화

[1장] 현빈의 '화난 등짝' 만들려다가.. 등허리가 너무 아파요   126
                      ∞ 광배근(넓은등근)

[2장] 깊은 숨을 쉬기가 어렵고 날개뼈 안쪽이 뻐근해요 ∞ 전거근(앞톱니근)   132

[3장] 날갯죽지에 담이 걸린 것처럼 등 쪽이 아파요 ∞ 능형근(마름근)   138

[4장] '갑빠' 키우려고 했을 뿐인데.. 팔이 올라가지 않아요 ∞ 대흉근(큰가슴근)   143

[5장] 숨 쉬는 게 불편합니다 ∞ 소흉근(작은가슴근)   149

[6장] 가슴이 답답한 게 화병 같아요 ∞ 흉골근(복장근)   156

[7장] 운전을 많이 하는데 쇄골이 너무 아파요 ∞ 쇄골하근(빗장밑근)   160

PART 5 뭐니 뭐니 해도 코어 근육, 허리 & 골반

[1장] 허리가 아파서 신발끈 풀기도 힘이 듭니다 ∞ 척추기립근(척주세움근) **166**

[2장] 권상우 식스팩 만들려다가 변비만 생겼어요 ∞ 복직근(배곧은근) **172**

[3장] 기침할 때 옆구리에 통증이 있어요 ∞ 요방형근(허리네모근) **178**

[4장] 걸을 때마다 골반 앞쪽이 불편한 느낌이에요 ∞ 장요근(엉덩허리근) **184**

[5장] 자전거를 탔을 뿐인데 걸을 때 엉덩이가 아파요 ∞ 대둔근(큰볼기근) **189**

[6장] 축구 좀 했다고 허리가 아파서 서 있기도 힘들어요 ∞ 중둔근(중간볼기근) **195**

[7장] 엉덩이가 저리고 팔자걸음으로 걸어요 ∞ 이상근(궁둥구멍근) **199**

[8장] 앉았다 일어설 때 무릎이 안 펴져요 ∞ 대퇴 근막장근(넙다리근막긴장근) **204**

[9장] 두 다리를 모으려고 하면 무릎이 아파요 ∞ 내전근(모음근) **209**

PART 6 활기찬 백세인생을 부탁해! 무릎 & 허벅지

[1장] 계단을 오르내릴 때 무릎이 아픈데, 나이 들면 다 그런 거예요? **218**
∞ 대퇴사두근(넙다리네갈래근)

[2장] 햄스트링이라는데.. 좀처럼 낫질 않아요 ∞ 대퇴이두근(넙다리두갈래근) **226**

[3장] 걸그룹 댄스 따라 했을 뿐인데, 양반다리가 안 돼요 **232**
∞ 봉공근(넙다리빗근)

[4장] 오금이 저린다는 게 이렇게 아픈 건지 몰랐어요 ∞ 슬와근(오금근) **236**

PART 7 내 체중을 부탁해! 발목 & 발가락

[1장] 발목이 약해서 자주 삐어요 ∞ 비골근(종아리근)　　　　　　　　242
[2장] 질질, 터벅터벅... 걷는 게 부자연스럽습니다 ∞ 전경골근(앞정강근)　247
[3장] 좀 걸으면 종아리 뒤부터 발바닥까지 아파요 ∞ 후경골근(뒤정강근)　251
[4장] 자는 동안 장딴지에 쥐가 자주 나요 ∞ 비복근(장딴지근)　　　　　255
[5장] 까치발을 들기가 어려워요 ∞ 가자미근(넙치근)　　　　　　　　　261
[6장] 걸을 때마다 발뒤꿈치가 쓰라려요 ∞ 족저방형근(발바닥네모근)　　265
[7장] 엄지발가락 쪽 발바닥이 아파요 ∞ 장무지굴근(긴발가락굽힘근)　　269

부록 부위별 스트레칭 & 운동 한눈에 보기

1 목　　　　　　　　　　　　　　　　　　　　　　　　　　　275
2 어깨　　　　　　　　　　　　　　　　　　　　　　　　　　276
3 팔 & 팔꿈치 & 손목　　　　　　　　　　　　　　　　　　　279
4 등 & 가슴　　　　　　　　　　　　　　　　　　　　　　　282
5 허리 & 골반　　　　　　　　　　　　　　　　　　　　　　285
6 무릎 & 허벅지　　　　　　　　　　　　　　　　　　　　　289
7 발목 & 발가락　　　　　　　　　　　　　　　　　　　　　290
8 기타 운동　　　　　　　　　　　　　　　　　　　　　　　293

[근육명으로 찾기] (가, 나, 다 순)

가자미근(넙치근) 261
견갑하근(어깨밑근) 53
견갑거근(어깨올림근) 63
경판상근(목널판근) 24
광배근(넓은등근) 126
극상근(가시위근) 48
극하근(가시아래근) 68
내전근(모음근) 209
능형근(마름근) 138
대둔근(큰볼기근) 189
대원근(큰원근) 36
대퇴 근막장근(넙다리근막긴장근) 204
대퇴사두근(넙다리네갈래근) 218
대퇴이두근(넙다리두갈래근) 226
대흉근(큰가슴근) 143
복직근(배곧은근) 172
봉공근(넙다리빗근) 232
비골근(종아리근) 242
비복근(장딴지근) 255
사각근(목갈비근) 28
삼각근(어깨세모근) 42
삼두근(위팔세갈래근) 85
상완이두근(위팔두갈래근, 이두박근) 76
소흉근(작은가슴근) 149

손목 굴곡근(굽힘근) 90
손목 신전근(폄근) 102
쇄골하근(빗장밑근) 160
슬와근(오금근) 236
승모근(등세모근) 57
오훼완근(부리위팔근) 80
요방형근(허리네모근) 178
원회내근(원엎침근) 108
이상근(궁둥구멍근) 199
장무지굴근(긴발가락굽힘근) 269
장요근(엉덩허리근) 184
장장근(긴손바닥근) 98
전거근(앞톱니근) 132
전경골근(앞정강근) 247
족저방형근(발바닥네모근) 265
주근(팔꿈치근) 118
중둔근(중간볼기근) 195
척추기립근(척주세움근) 166
회외근(뒤침근) 113
후경골근(뒤정강근) 251
후두하근(뒤통수밑근) 12
흉골근(복장근) 156
흉쇄유돌근(목빗근) 19

[운동 목록] (가, 나, 다 순)

걸레 짜기 운동 121
견갑하근 신경근 활성화 운동 148
골반 안정화 운동 188
골반 중립 인지 운동 171
골반 척추 안정화 및 협응 운동 208
둔근 활성화 운동 171
드로우 인 176
망치 운동 116
발가락 심부 근육 활성화 운동 245
발레핏 스트레칭 273
발목 동적 안정화 운동 246
발목 신경근 강화 운동 246
발목 협응력 강화 운동 260
밴드 스쾃 225
복식 호흡 32
사각근 셀프 마사지 154
상부 승모근 스트레칭 23
상지 신경근 활성화 운동 62
상지 신전근 운동 131
소흉근 마사지 18
손가락 신전 운동 97
스켑션 슈러그 47
신근 근신경 스트레칭 107
요방형근 마사지 194

이두근 가동술 89
이두근 마사지 84
장요근 마사지 214
장흉신경 가동술 137
전거근 활성화 운동 155
전거근 신경근 활성화 운동 147
정중신경, 수지근 가동술 96
종아리 마사지 230
진자 운동 40
팔꿈치 근막 스트레칭 106
햄스트링 마사지 177
햄스트링 스트레칭 254
허리 골반 협응 운동 170
허벅지 등척성 강화 운동 231
회전근개 활성화 운동 A 41
회전근개 활성화 운동 B 122
흉근 스트레칭 17
흉쇄유돌근 마사지 16
Q-세팅 223
TKC 운동 224
30도 외전 슈러그 61

PART

1

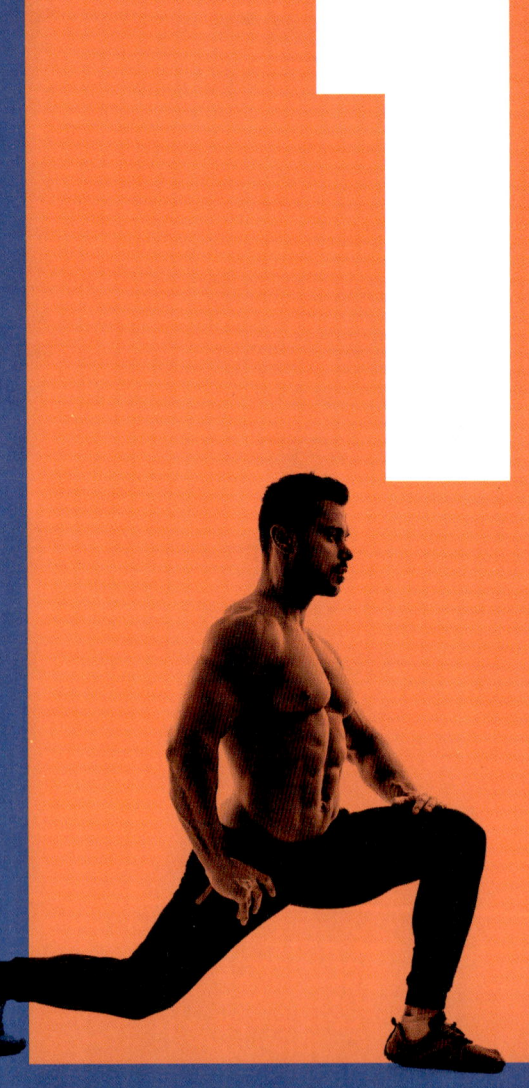

머리 건강을 책임질 목 강화

제1부를 이해하기 위한 기본 용어

- **목의 굴곡(flexion)**: 목을 앞으로 굽히는 동작.
- **목의 신전(extension)**: 목을 세우고 뒤로 젖히는 동작.
- **경추**: 척추뼈 가운데 가장 위쪽 목에 있는 일곱 개의 뼈.
- **횡돌기**: 척추뼈에서 양쪽 옆으로 뻗어 근육을 연결하는 돌기.
- **늑골**: 갈비뼈와 같은 말. 가슴을 구성하는 좌우 열두 쌍의 뼈.

1장

극심한 두통에 눈알이 빠질 듯 아파요
∞ 후두하근(뒤통수밑근)

suboccipital

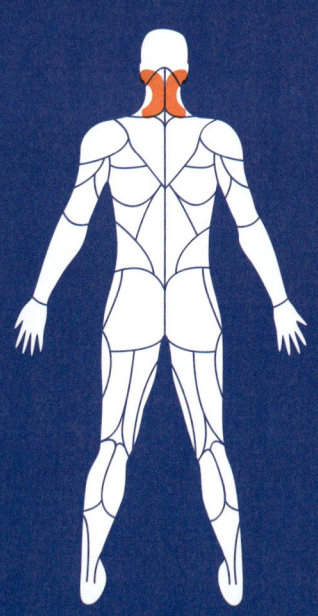

이런 증상이 있습니다!

- 어깨와 목덜미 부근이 늘 뻐근하고 불편합니다.
- 머리가 부서질 듯 아프고, 날카로운 것으로 긁어내는 듯한 극심한 두통이 있습니다.
- 편두통처럼 머리 측면이 아프고, 눈알이 빠질 듯 아프기도 합니다.
- 목이 앞뒤, 좌우로 잘 돌아가지 않습니다.

후두하근 suboccipital 에 대해 알아봅시다!

후두하근(뒤통수밑근) 찾기

후두하근은 목덜미 부근 목뼈(경추) 위에 얹혀진 4갈래로 이루어진 근육입니다. 그 네 갈래에는 대후두직근, 소후두직근, 상두사근, 하두사근이 포함됩니다. 뒤통수(occiput) 아래(sub)에 있다고 하여 순우리말로는 뒤통수밑근이라 합니다. 후두하근은 두개골과 경추를 연결하는 근육으로 매우 중요한 일을 합니다. 후두골 가장 깊이 붙어있어서 머리와 경추를 각각 안정화시키고 고개를 좌우로 돌리고 뒤로 젖히는 등 머리의 움직임을 담당하죠. 두통을 유발하는 주범이자 시신경에도 연결된 근육이어서 자칫 눈 문제로도 이어질 수 있습니다.

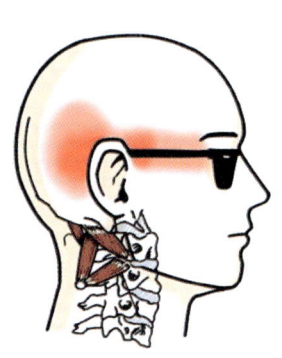

후두하근은 어쩌다 뭉치는 걸까요?

- 목을 한쪽으로 돌린 자세를 오래 유지한다.
- 컴퓨터, 스마트폰 등을 보면서 목을 앞으로 내민 자세를 지속한다.
- 어깨가 앞으로 둥글게 말려 있는 자세를 지속한다.
    일명 라운드 숄더(round shoulder).
- 과도하게 목을 숙이는 스트레칭을 한다.
- 턱을 괴고 TV를 보고 컴퓨터를 하는 습관이 있다.
- 시력에 문제가 있어서 머리와 목을 자주 앞으로 뺀다.

후두하근에 연결된 통증 부위

두통, 편두통의 주범으로 꼽히는 것이 바로 후두하근입니다. 통증은 후두하근이 위치한 머리 뒷부분에 집중되고 머리 가쪽에서 눈까지 띠 모양으로 나타나기도 합니다. 고개를 굽혀 스마트폰을 많이 사용하는 현대인들에게 후두하근 뭉침은 자주 발생하는 현상입니다. 두통, 편두통은 물론이고 목과 어깨 통증, 그리고 거북목도 이 후두하근 때문일 때가 많습니다.

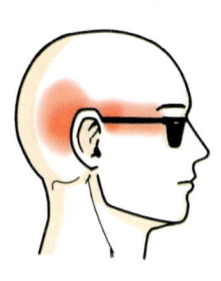
통증 부위

그림에서 붉은색이 통증 부위입니다. 머리 측면과 귀 부분, 그리고 눈까지 통증이 나타날 수 있습니다. 윗목 목덜미 부근이 뻐근하면서 두통이 지속되고, 머리 앞쪽과 두개골 전체가 지끈거리기도 합니다. 후두하근이 굳어지고 짧아지면 거북목이 됩니다.

[후두하근을 효과적으로 풀어주는 방법]

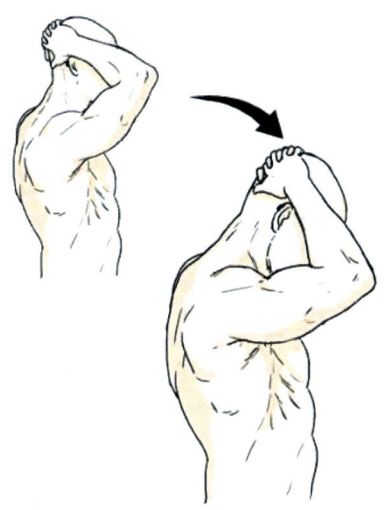

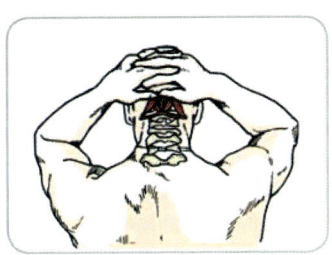

주의

목을 과도하게 숙이지 마세요!
턱을 당겨주는 게 중요!

① 양손으로 뒤통수를 잡고 깍지를 낀 다음, 턱을 살짝 당깁니다.

② 턱을 당긴 채로, 목을 '살짝' 숙입니다.

③ 뒤통수 부위가 늘어나는 느낌에 집중하면서 15초씩 3세트 반복합니다.

[흉쇄유돌근 마사지]

후두하근은 잘못된 자세로 잠을 자거나 고개를 숙인 자세로 작업할 때 뭉치기 쉬운데, 이때 같이 뭉치는 근육이 바로 흉쇄유돌근입니다. 따라서 후두하근을 풀어줄 때 흉쇄유돌근도 항상 같이 풀어주는 게 좋습니다.

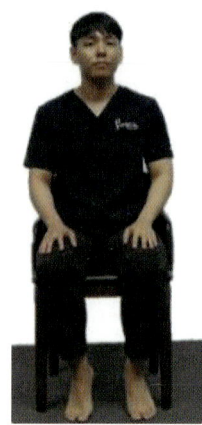 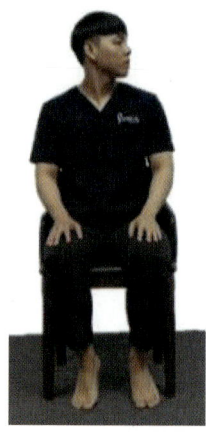 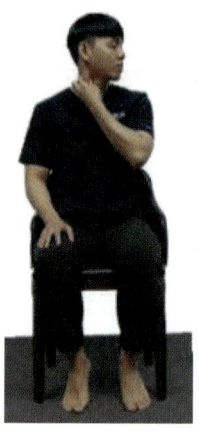 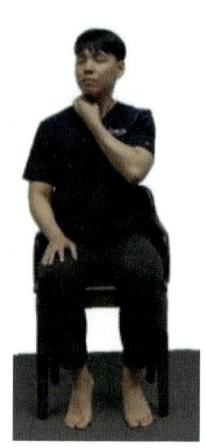

① 그림과 같이 의자에 앉아서 고개를 좌측으로 돌리면, 오른쪽 목에 대각선 방향으로 튀어나오는 근육이 있습니다. 이 근육을 왼손 엄지와 검지로 잡아줍니다.
② 이 상태에서 목을 천천히 좌우로 돌리면 흉쇄유돌근이 풀립니다.
③ 30초씩 3세트 반복한 후 반대쪽으로도 똑같이 해줍니다.

[흉근 스트레칭]

후두하근이 뭉치는 사람들은 굽은 등, 거북목이 있는 경우가 많습니다. 이 경우 가슴 근육의 근막이 상당히 긴장되어 있으므로 흉근도 같이 풀어주는 게 좋습니다.

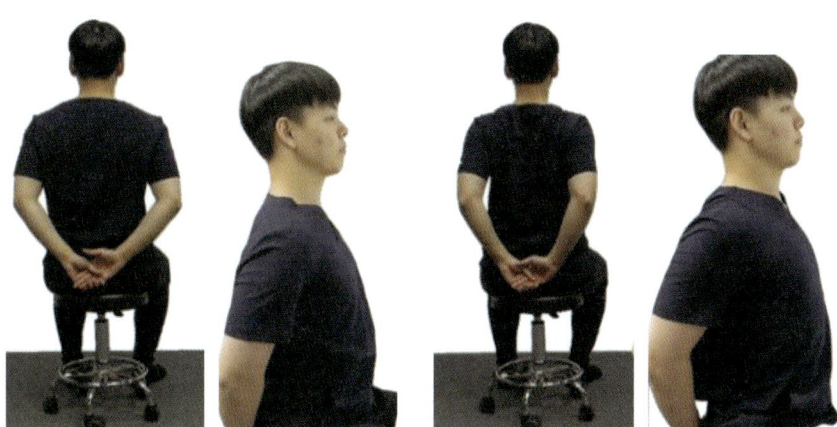

① 의자에 앉아서 양손으로 뒷짐을 집니다.
② 날개뼈를 천천히 조이면서 가슴을 내밀어 줍니다.
③ 가슴 근육이 늘어나는 것을 느끼면서 8초간 이 자세를 유지한 다음, 천천히 ①번 자세로 돌아옵니다.
④ 6회씩 3세트 해줍니다.

[소흉근 마사지]

후두하근 뭉침과 굽은 등, 거북목 증상이 동시에 있는 경우 소흉근이 많이 긴장되어 있습니다. 따라서 소흉근도 함께 풀어주는 것이 좋습니다.

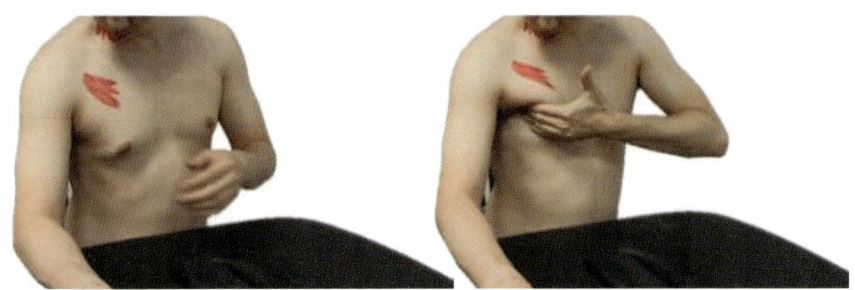

① 오른손을 탁자나 책상 위에 올리고, 왼쪽 손가락을 오른쪽 겨드랑이 안쪽 깊숙이 넣습니다.
② 겨드랑이 안쪽을 대각선 방향으로 천천히 당기면서 부드럽게 풀어줍니다.
③ 뭉친 부위가 없도록 아래쪽부터 위쪽까지 전부 풀어줍니다.
④ 30초씩 3세트 실시하고 반대쪽으로도 똑같이 해줍니다.

2장

목이 뻣뻣해지면서 편두통이 생겨요

8 흉쇄유돌근(목빗근)

sternocleidomastoid

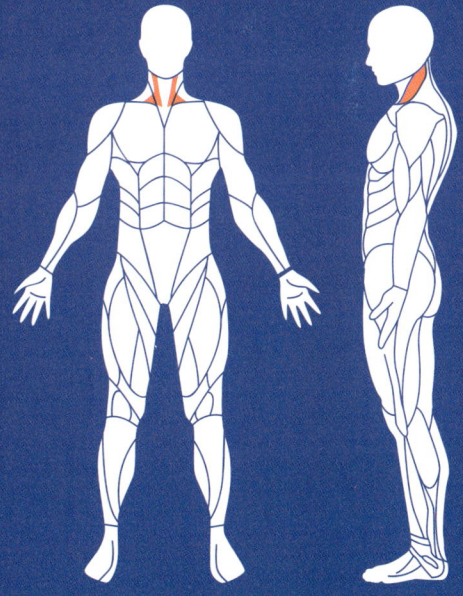

이런 증상이 있습니다!

- 목을 가누기가 어렵습니다.
- 방향 감각이 떨어지고 어지럼증이 있습니다.
- 목 통증과 함께 뒤통수, 귀, 턱, 뺨, 어금니 쪽에 통증이 있습니다.
- 목이 뻣뻣하고 편두통이 있습니다.
- 시야가 흐려지고, 빛이 있는데도 컴컴하게 보입니다.
- 안면신경통이 있고 이마에도 통증이 있어요.

흉쇄유돌근 sternocleidomastoid 에 대해 알아봅시다!

흉쇄유돌근(목빗근) 찾기

흉쇄유돌근은 귀 뒤쪽에서 쇄골로 비스듬하게 이어지는 목 근육입니다. 흉골과 쇄골에서 시작해 유양돌기에 붙는 근육이라는 의미로, 흉쇄유돌근이라 부르고 순우리말로는 목빗근이라 합니다. 고개를 반대쪽으로 돌렸을 때 꼭지돌기(귓바퀴 뒤쪽에서 아래로 뻗은 관자뼈의 돌기) 아래에서 쇄골까지 뽈록 튀어나온 근육을 찾으면 됩니다.

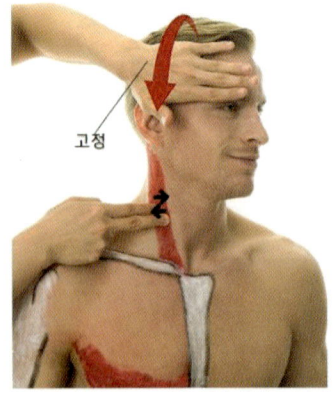

흉쇄유돌근 또는 목빗근은 머리를 한쪽으로 기울이는 기능을 합니다. 귀를 어깨에 닿게 할 때 같은 쪽 목빗근이 수축하며 일을 하게 됩니다. 목을 앞으로 굽힐 때, 턱을 앞으로 당길 때도 이 근육이 일을 합니다.

흉쇄유돌근은 어쩌다 뭉치는 걸까요?

- 일상에서 목을 앞으로 빼는 자세를 자주 취한다.
- 자주 고개를 숙여 핸드폰을 내려다본다.
- 한쪽 방향으로 고개를 돌린 자세를 장시간 유지한다(예: 강의를 듣거나 컴퓨터 모니터를 보는 경우).
- 고개를 한쪽으로 돌린 채 엎드려 잔다.
- 너무 높은 베개를 사용한다.
- 손으로 턱을 괴는 습관이 있다.

흉쇄유돌근에 연결된 통증 부위

흉쇄유돌근도 후두하근과 비슷하게 두통과 관련이 많습니다. 앞서도 이야기한 것처럼 흉골(가슴뼈, 복장뼈)에서 시작되는 근육과 쇄골(빗장뼈)에서 시작되는 근육, 두 갈래로 이루어져 있어서 통증의 부위도 아래 그림처럼 각각 나눠서 나타납니다.

흉골에서 시작되는 흉쇄유돌근이 뭉치면 뒤통수와 목 앞쪽, 턱, 쇄골, 눈에 주된 통증이 나타납니다. 또한 연한 붉은색으로 칠해진 부분처럼 흉골 위쪽, 뺨, 정수리, 눈 깊숙한 곳 등에도 연관된 통증이 있을 수 있습니다. 쇄골에서 시작되는 근육이 뭉치면 쇄골 쪽 뒤통수와 귀, 이마에 통증이 나타나며, 반대쪽 이마로 통증이 넘어가기도 합니다.

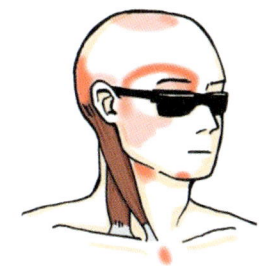

흉골에서 시작되는 목빗근과 통증 부위

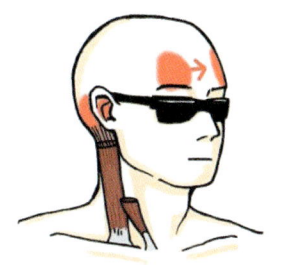

쇄골에서 시작되는 목빗근과 통증 부위

[흉쇄유돌근을 효과적으로 풀어주는 방법]

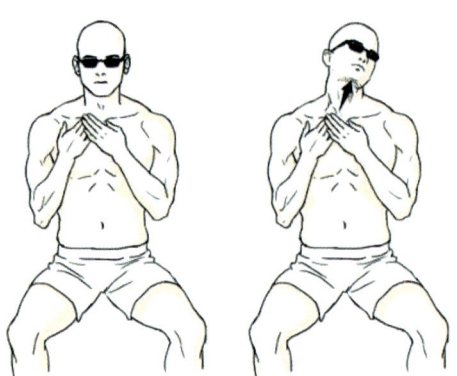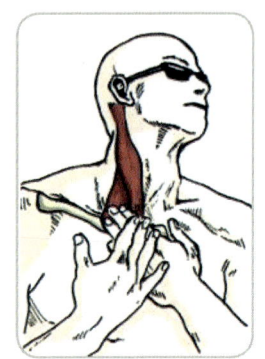

주의

목을 뒤로 젖히지 말 것!
(대각선 방향으로 뻗.어.주.는 것입니다)

① 의자에 앉아서 양손으로 통증이 있는 쪽 쇄골을 잡아 살짝 아래로 내려서 고정시킵니다.
② 쇄골을 고정시킨 채로, 목을 쇄골 반대쪽 대각선 방향으로 뻗어줍니다(이때 시선도 같이 천장을 향하는 게 좋습니다).
③ 목 앞쪽 근육이 늘어나는 느낌에 집중하면서 15초씩 3세트 반복합니다.
④ 반대쪽도 똑같이 실시합니다.

[상부 승모근 스트레칭]

흉쇄유돌근과 승모근은 근신경학적으로 연결되어 있습니다. 둘을 같이 풀어주는 것이 좋습니다.

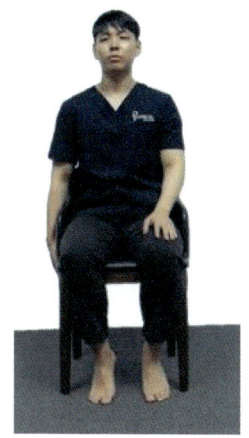 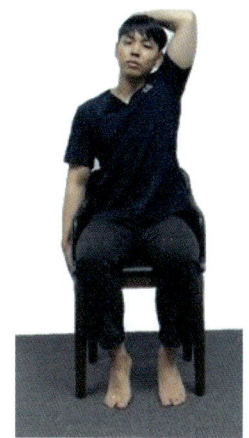 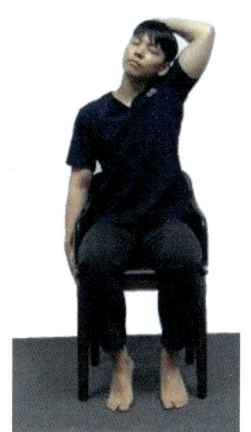

① 의자에 앉아서 한 손은 의자를 잡고 날개뼈를 고정시킵니다.
② 다른 손으로는 귀 뒤쪽 뒤통수를 잡고 당겨 목을 늘입니다(이때 고개를 반대쪽으로 살짝 돌려주세요).
③ 15초 정도 유지한 뒤 천천히 돌아옵니다.
④ 아픈 쪽만 3세트 실시합니다.

→ [흉근 스트레칭]-17쪽, [소흉근 마사지]-18쪽도 병행해주세요.

3장

고개가 잘 돌아가지 않습니다
경판상근(목널판근)

splenius cervicis

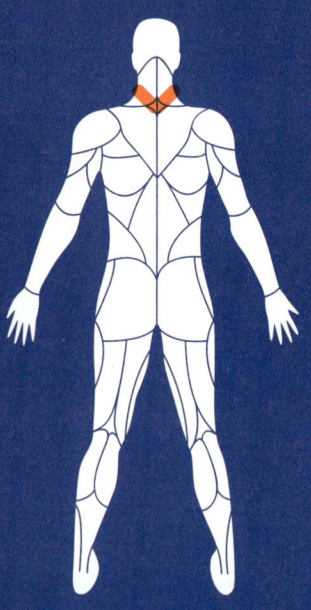

이런 증상이 있습니다!

- 목이 결리고 무겁고 편두통이 심합니다.
- 특히 어깨와 닿는 목 부분에 통증이 있습니다.
- 뭉친 쪽으로 고개가 돌아가지 않습니다.
- 머리가 지끈거리고 눈에도 통증이 있습니다.
- 눈알이 빠질 듯 아프고 시야가 흐릿합니다.

경판상근 splenius cervicis 에 대해 알아봅시다!

경판상근(목널판근) 찾기

경판상근은 하단의 그림처럼 목덜미 부근에 있는 근육으로, 판상근의 하나입니다. 판상근에는 두판상근과 경판상근이 있는데, 두판상근은 머리 두(頭) 자를 쓰고, 경판상근은 목 경(頸) 자를 씁니다. 즉 두판상근은 머리와 가깝고, 경판상근은 목과 가까운 근육이라고 생각하시면 됩니다. 판상근은 순우리말로 널판근이라 하므로 경판상근은 목널판근, 두판상근은 머리널판근이 됩니다.

경판상근은 목에서 시작해 목에서 끝나는 근육입니다. 두판상근, 경판상근 둘 다 목을 늘리고 회전하는 일을 주로 담당하죠. 특히 목의 신전, 즉 목을 뒤로 젖히는 동작에서 중요한 근육들입니다.

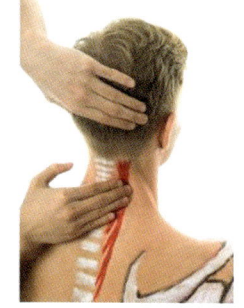

경판상근은 어쩌다 뭉치는 걸까요?

- 허리는 아치형, 등은 굽은 자세로 목을 앞으로 쭉 빼고, 어깨는 움츠린 자세를 오래 취한다(bird-watching posture).
- 장시간 어깨를 움츠린 자세로 운전을 하거나, 안 좋은 자세로 사무직 일을 한다.
- 소파에서 잠을 잔다.
- 목을 과도하게 스트레칭했다.
- 교통사고로 인한 충돌 스트레스가 있다.
- 일자목이어서 평상시 두상이 앞으로 쏠린다.

경판상근에 연결된 통증 부위

경판상근은 경추(C1~C3) 부분의 횡돌기에 부착된 근육입니다. 승모근 아래에 두판상근에 이어서 경판상근이 붙어있습니다. 두판상근과 경판상근은 둘 다 두통에 관련되지만, 경판상근의 경우 통증이 눈에 집중된다는 특징이 있으며, 심하면 뒤통수에도 심한 통증이 나타납니다. 그림의 옅은 붉은색 부위처럼 어깨와 목이 만나는 지점이 쓰리고 따가울 수도 있습니다.

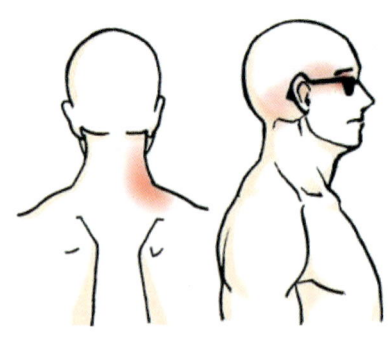

통증 부위

[경판상근을 효과적으로 풀어주는 방법]

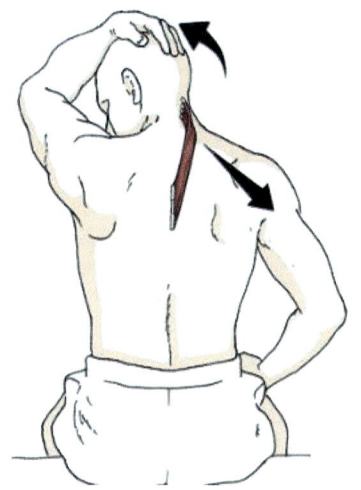

주의
허리를 목과 함께 숙이지 말 것!

① 바닥에 앉아서 오른손으로 골반을 잡아 오른쪽 날개뼈를 고정시킵니다.
② 왼손으로 오른쪽 뒤통수를 잡고, 대각선 방향으로 당겨줍니다.
③ 경판상근 부위가 늘어나는 느낌에 최대한 집중하면서 15초씩 3세트 반복합니다.

→ [상부 승모근 스트레칭]-23쪽과 [흉쇄유돌근 마사지]-16쪽도 병행해주세요.

4장

팔이 저리고 손가락 전체가 뻣뻣해요
∞
사각근(목갈비근)

scalene

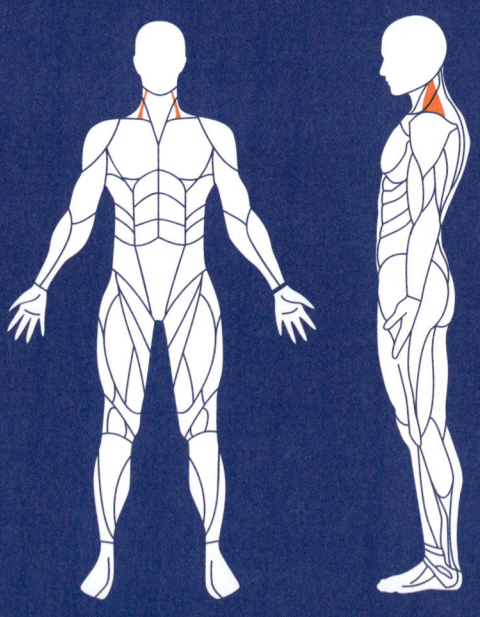

이런 증상이 있습니다!

- 등과 날갯죽지가 아픕니다.
- 팔 앞면과 뒷면, 아래팔에서 손가락까지 저려옵니다.
- 어깨가 아프고 손에 부종이 있습니다.
- 가슴 앞쪽에 쑤시는 듯한 통증이 있습니다.
- 손아귀 힘이 없어서 물건을 잘 떨어뜨리고, 손가락이 뻣뻣하기도 합니다.

사각근 scalene 에 대해 알아봅시다!

사각근(목갈비근) 찾기

사각근은 가슴 위 옆목에 부착된 근육으로, 순우리말로는 목갈비근이라 합니다. 목뼈에서 갈비뼈 옆면 깊숙이 붙어있는데 승모근 바로 위에 있는 근육이라 생각하시면 됩니다. 사각근은 전사각근, 중사각근, 후사각근, 총 세 갈래로 뻗어있어서 머리를 앞쪽, 옆쪽으로 기울이는 일을 합니다. 또, 갈비뼈를 들어 올려 가슴 근육을 넓히고 호흡이 원활하도록 일하기도 합니다.

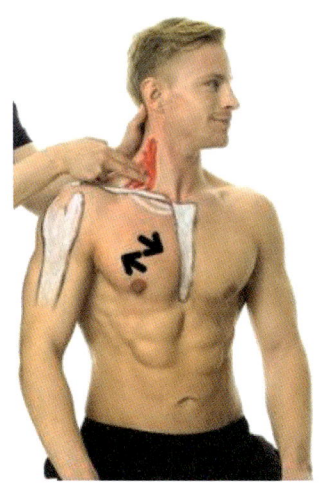

사각근 사이로 여러 신경과 혈관들이 지나가는데 사각근이 긴장되고 뭉치면, 쇄골 사이의 공간이 좁아져 쇄골 하부를 지나가는 신경 및 혈관 기능이 방해를 받습니다. 그래서 팔 저림과 손 부종 등의 증상이 나타날 수 있는 것이죠.

사각근은 어쩌다 뭉치는 걸까요?

- 일자목, 거북목 자세로 장시간 책이나 휴대전화를 본다.
- 컴퓨터 작업 시 모니터가 시야보다 낮아서 고개를 숙이는 자세를 지속하게 된다.
- 장시간 턱을 괴고 책을 보거나 업무를 한다.
- 흉식 호흡 같은 잘못된 호흡 패턴으로 사각근을 만성적으로 과사용한다.
- 어깨와 쇄골 부위에 외상이 있다.

사각근에 연결된 통증 부위

사각근에 문제가 생기면 목 디스크와 비슷한 증상이 나타납니다. 보통 사각근 증후군이라 하는데 팔이 저리고 어깨와 등, 특히 날갯죽지 부분이 아프며 손아귀 힘이 현격히 떨어집니다. 목 디스크인 경우는 목부터 팔까지 통증이 쭉 이어지지만, 사각근 증후군의 경우는 통증이 산발적으로 나타난다는 차이가 있습니다.

또 사각근 증후군의 경우, 그림처럼 가슴 쪽에도 통증이 있으며 특히 엄지손가락 부근에 통증이 집중됩니다. 심하면 마치 관절염처럼 손가락 전체가 뻣뻣해지기도 합니다.

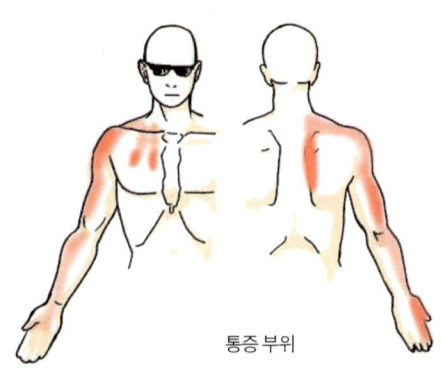

통증 부위

[사각근을 효과적으로 풀어주는 방법]

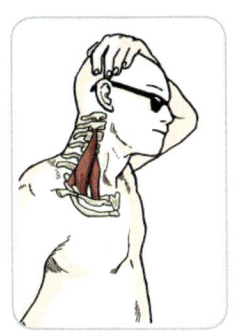
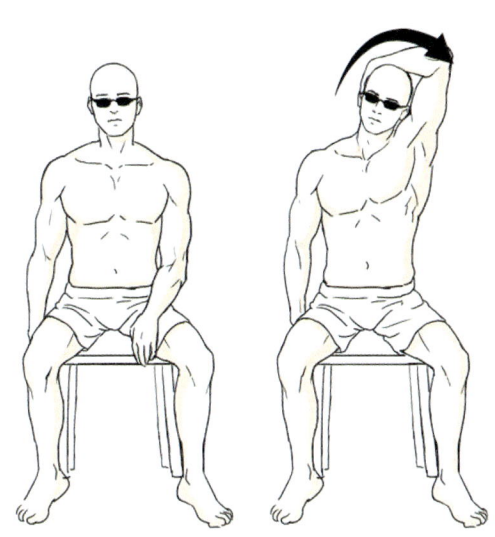
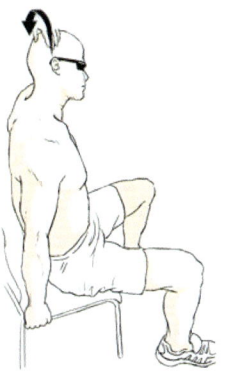

주의
어깨를 으쓱하지 말 것!

① 의자 또는 바닥에 앉아서, 왼손으로 오른쪽 옆통수를 잡고, 왼쪽으로 당깁니다.
② 사각근 부위가 늘어나는 느낌에 최대한 집중하면서 15초씩 3세트 반복합니다.
③ 팔을 바꿔 반대쪽으로도 똑같이 해줍니다.

[복식 호흡]

사각근이 뭉치는 사람들은 흉식 호흡을 하는 경향이 있는데 복식 호흡으로 바꾸는 것이 좋습니다. 왜냐하면 흉식 호흡은 복부에 불필요한 스트레스를 가함으로써 복직근의 긴장도를 높이기 때문입니다.

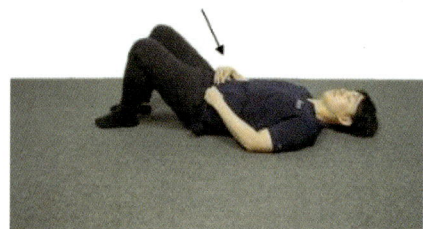 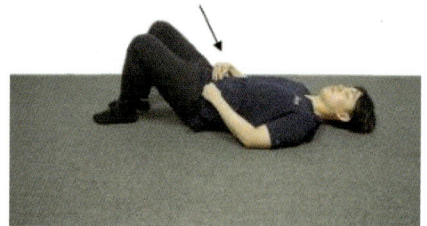

① 사진과 같이 매트 위에 두 무릎을 세우고 눕습니다.
② 두 손을 복부 위에 올리고 코로 숨을 크게 들이마십니다.
③ 복부에 이어 가슴 부위까지 공기가 차오르면, 이어서 입으로 천천히 숨을 내뱉습니다.
④ 복부가 바닥에 붙는다는 느낌이 들 때까지 모든 공기를 완전히 내뱉었다면 1초 정도 유지했다가, 다시 코로 크게 숨을 들이마십니다.
⑤ 12회 3세트 실시합니다.

[흉근 스트레칭]-17쪽, [소흉근 마사지]-18쪽, [흉쇄유돌근 마사지]-16쪽도 병행해주세요.

memo

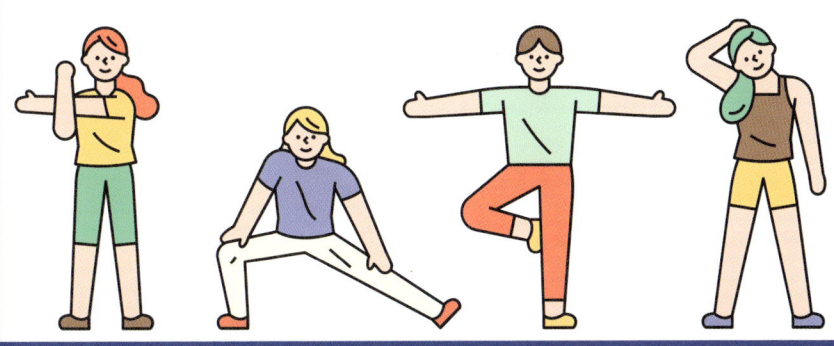

PART

2

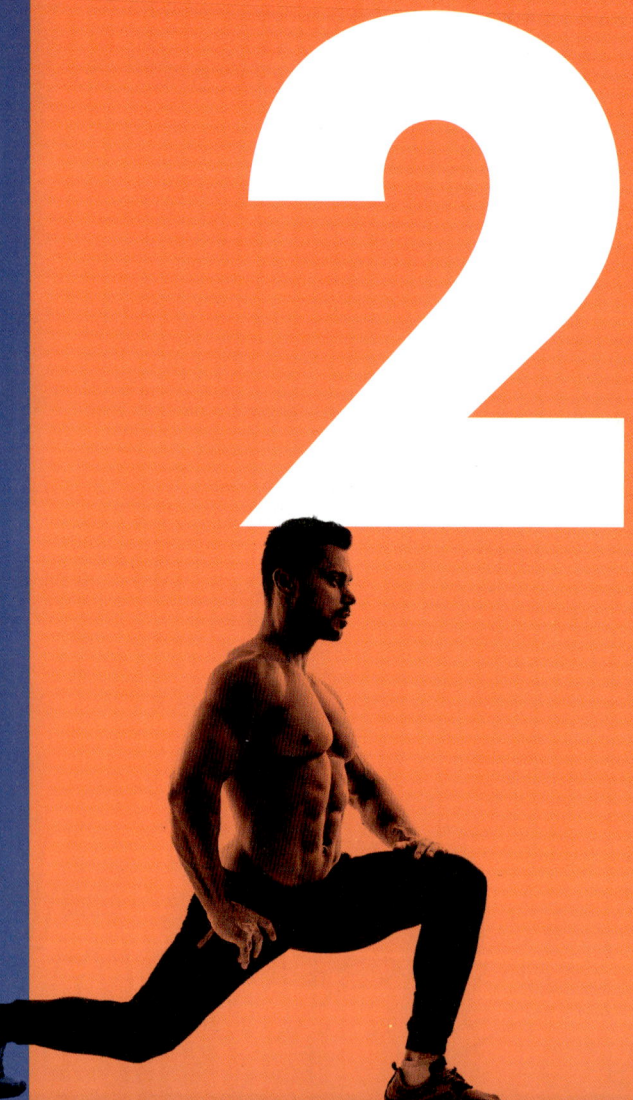

넓고 탄탄한 어깨 만들기

제2부를 이해하기 위한 기본 용어

- **어깨 굴곡**: 팔을 앞으로 나란히 들어 올리는 동작.
- **어깨 신전**: 굴곡과 반대 방향으로 팔을 뒤로 반듯이 들어 올리는 동작.
- **어깨 외전**: 팔을 옆으로 들어 올리는 동작.
- **어깨 내전**: 외전과 반대 방향으로 팔을 몸통 쪽으로 붙이는 동작.
- **어깨 내회전**: 팔을 90도로 들어 올린 상태에서 손바닥을 땅 쪽으로 향해 안으로 회전시키는 동작.
- **어깨 외회전**: 팔을 90도로 들어 올린 상태에서 손바닥을 하늘로 향해 밖으로 회전시키는 동작.

1장

어깨 뒤쪽에 통증이 있어요
8
대원근(큰원근)

teres major

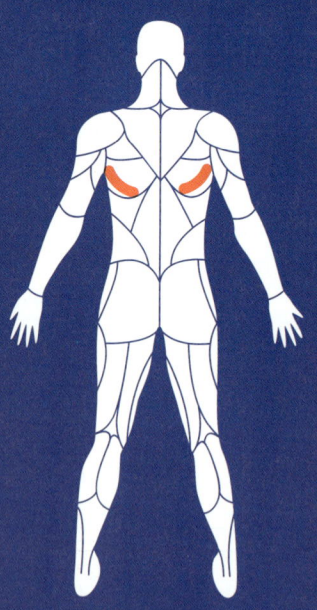

이런 증상이 있습니다!

- 어깨 뒤쪽이 아픕니다.
- 팔을 뒤로 반듯이 들어 올릴 때 통증이 밀려오고 어깨에 힘이 빠집니다.
- 팔을 구부려 뒤로 돌릴 때 통증이 심해집니다.
- 두 팔을 Y자로 들어 올리면 약간의 통증과 뻣뻣함이 느껴집니다.
- 배꼽 누르고 버티기 테스트(belly press test)를 하면 통증이 있고 근력이 약해진 것으로 나타납니다.

대원근 teres major 에 대해 알아봅시다!

대원근(큰원근) 찾기

대원근은 어깨뼈와 위팔뼈 사이에 있는 근육으로, 순우리말로 큰원근이라 합니다. 어원적으로 보면 teres(둥근=원)와 major(큰)의 합성어입니다. 작은원근(teres minor)인 소원근과 비교해 보면 좋겠죠. 대원근은 등 쪽 겨드랑이 부근에 있습니다. 기능적으로는 광배근(넓은등근, p.126 참조)과 단짝으로, 드넓은 광배근 옆에서 광배근의 수축과 이완을 돕는 착한 근육이죠. 어깨를 모았다 펼 때(신전), 안쪽으로 돌릴 때(내전) 대원근이 중요한 일을 합니다. 풀업, 랫풀다운, 시티드로우, 벤트오버 바벨로우 같은 운동을 할 때도 대원근은 광배근과 함께 많은 일을 합니다.

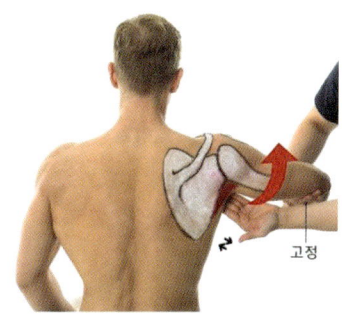

대원근은 어쩌다 뭉치는 걸까요?

- 팔을 구부려 팔꿈치를 뒤로 회전시키는 동작(어깨의 외회전)을 많이 했다.
- 버스나 트럭처럼 큰 차의 핸들을 돌리며 운전했다.
- 트랙터처럼 동력 장치가 없는 기구의 뻑뻑한 핸들을 돌렸다.
- 테니스 서브, 공 던지기 등 팔을 위로 뻗으면서 안으로 회전시키는 동작을 반복했다.

대원근에 연결된 통증 부위

대원근은 어깨 관절을 모으고 펴며 안쪽으로 돌리는 동작에 관여하는 근육이다 보니, 팔을 뻗어 몸 쪽으로 당기거나 팔을 휘젓는 동작에서 뭉치기가 쉽습니다. 대원근이 뭉치면 어깨 뒷부분이 아프고 팔 앞면에서 아래로 내려가는 통증이 발생합니다. 팔꿈치를 제외한 팔 뒷부분이 아플 수 있고 팔뚝 앞으로도 통증이 이어질 수 있습니다. 테니스, 야구, 수영 종목에서 대원근 뭉침 현상이 발생할 가능성이 높습니다.

다음 쪽에서 대원근을 풀어주는 간단한 동작들을 소개하고 있으니 대원근이 뭉칠 때 혹은 뭉침 예방을 위해 참고하기 바랍니다.

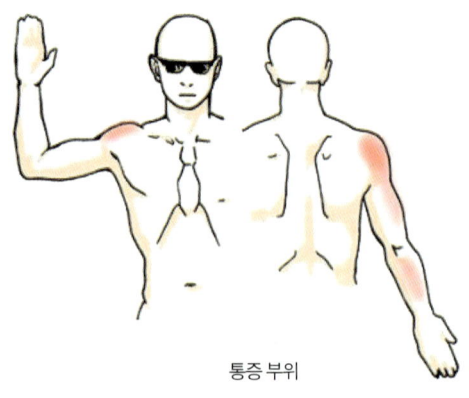

통증 부위

[대원근을 효과적으로 풀어주는 방법]

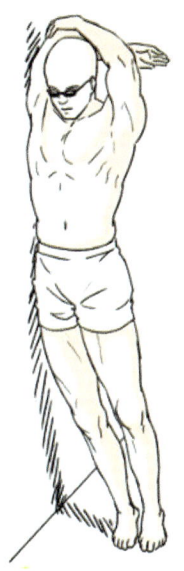 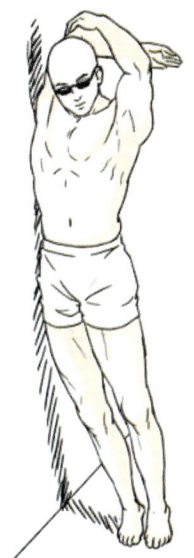 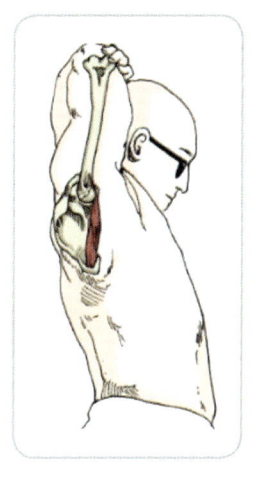

주의
허리디스크가 있는 경우 통증이 나타나면 즉시 중단할 것!

① 두 손을 어깨 뒤로 넘기고 그림과 같이 몸(대원근이 뭉친 쪽) 측면을 벽에 기댑니다.
② 반대쪽 손으로 벽에 닿는 손의 팔꿈치를 잡고 그대로 당깁니다.
③ 겨드랑이 위쪽이 늘어나는 느낌에 집중하면서 15초씩 3세트 반복합니다.

[진자 운동]

이 운동은 뻣뻣한 어깨를 유연하게 해줍니다. 대원근 스트레칭과 함께 병행해주시면 더욱 효과적입니다.

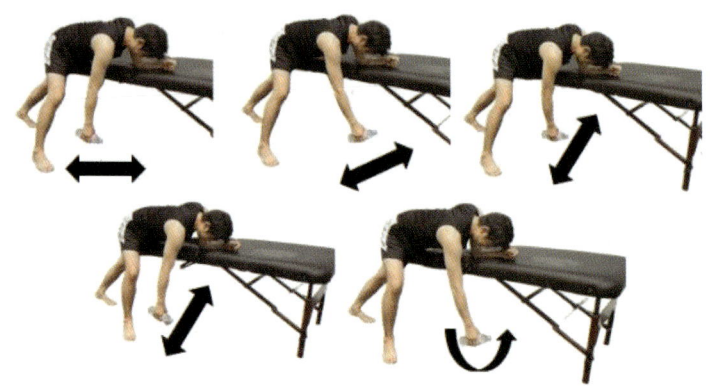

① 왼손을 탁자 위에 올리고, 오른손으로는 물병 같은 가벼운 물건을 잡고 사진과 같은 자세를 취합니다.
② 어깨가 빠지는 느낌이 들지 않도록 어깨뼈를 살짝 조인 상태로 물병을 앞뒤로 움직입니다(5회 반복).
③ 이어서 물병을 안쪽, 바깥쪽으로 움직입니다(5회 반복).
④ 그다음 원으로 움직입니다. 앞뒤, 안팎, 원 움직임이 1세트입니다.
⑤ 3세트씩 8회 실시하고 반대쪽도 똑같이 해줍니다.

[회전근개 활성화 운동 A]

어깨를 감싸고 있는 네 개의 근육(극상근, 극하근, 견갑하근, 소원근)을 어깨회전근개라 하는데, 이 운동은 어깨회전근개를 활성화하는 운동으로 대원근을 풀어주는 데도 효과적입니다.

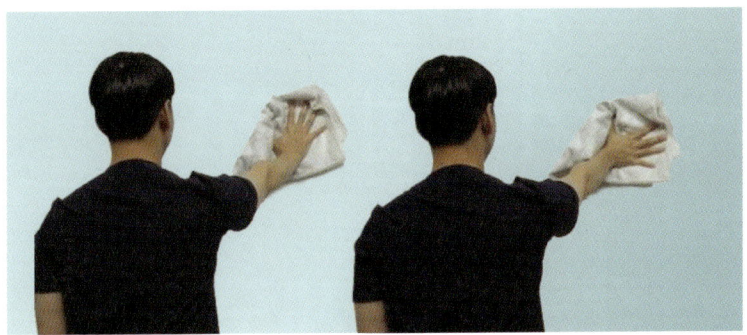

① 벽 앞에 서서, 사진처럼 손으로 수건을 벽에 밀착시킵니다.
② 수건이 떨어지지 않도록 어깨로 밀면서 손을 안쪽, 바깥쪽으로 반복적으로 회전시킵니다.
③ 아픈 쪽만 15회씩 3세트 반복합니다.

2장

팔을 밖으로 돌리기가 힘들어요
∞ 삼각근(어깨세모근)

deltoid

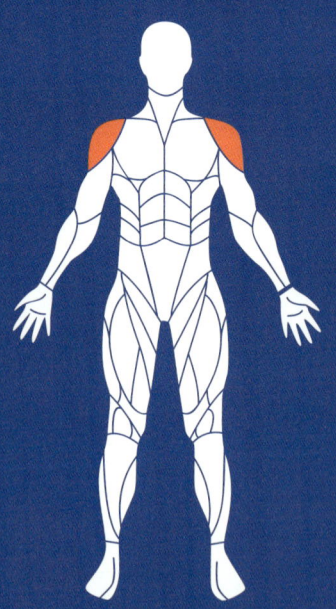

이런 증상이 있습니다!

- 팔을 앞으로 올리고 내릴 때, 통증이 있습니다.
- 심할 때는 팔을 올리는 것 자체가 불가능합니다.
- 팔을 옆으로 올리고 내릴 때 위팔에 통증이 있고, 때로는 어깨에도 통증이 느껴집니다.
- 엄지손가락을 위로 든 채 팔을 밖으로 돌리면 심한 통증이 몰려옵니다.

삼각근 deltoid 에 대해 알아봅시다!

삼각근(어깨세모근) 찾기

삼각근은 어깨 관절을 둥글게 감싸고 있는 세 갈래로 이루어진 근육입니다. 순우리말로는 어깨세모근이라 하는데 전면, 측면, 후면의 섬유 그룹이 역삼각형(delta) 형태를 띤다고 하여 삼각근(deltoid)이라 합니다. 예방 접종 시 근육주사를 맞는 부위가 바로 삼각근입니다.

삼각근은 어깨와 팔의 모든 움직임에 관여한다고 볼 수 있습니다. 전면

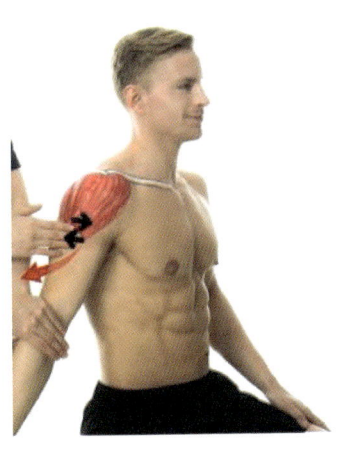

삼각근은 팔을 앞으로 올릴 때 많은 일을 하며, 팔을 미는 동작에도 관여합니다. 측면 삼각근은 팔을 옆으로 올릴 때, 어깨뼈에 연결된 후면 삼각근은 팔을 뒤로 벌릴 때 많은 일을 합니다. 특히 후면 삼각근은 전면 삼각근과 반대로 당기는 동작에서 많은 일을 합니다. 요컨대, 삼각근은 위팔의 회전과 굽히고 펴는 기능을 합니다.

오버헤드프레스, 덤벨숄더프레스, 프론트레이즈, 벤트오버 레터럴레이즈 등의 근력 운동을 할 때도 중요한 근육입니다.

삼각근은 어쩌다 뭉치는 걸까요?

- 어깨에 직접적인 외상이 있다.
- 무거운 물건을 무리하게 들어 올리거나 어깨에 멨다.
- 스키, 테니스처럼 팔을 뒤로 심하게 젖히는 운동을 했다.
- 계단에서 중심을 잃고 넘어지면서 팔을 짚었다.
- 온종일 스마트폰을 사용한다.

삼각근에 연결된 통증 부위

삼각근은 대부분의 어깨 움직임에 관여하는데, 특히 위팔을 벌릴 때 도움을 줍니다. 삼각근이 뭉칠 때 나타나는 통증 부위는 그림의 붉은색과 같습니다. 통증은 어깨의 앞뒤, 측면에서 둥글게 나타나고 위팔 측면까지 이어지기도 합니다. 심하면 팔을 드는 것조차 아픈, 이른바 오십견이 됩니다.

그러나 삼각근의 통증은 대체로 삼각근 주변에서 맴도는 경향이 있습니다. 밤에 통증이 악화되는 것도 특징입니다.

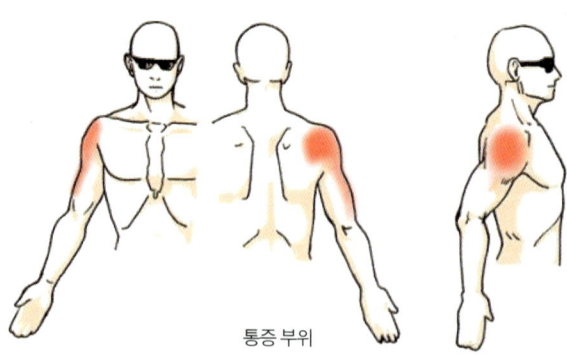

통증 부위

[삼각근을 효과적으로 풀어주는 방법]

(1) 삼각근 전면

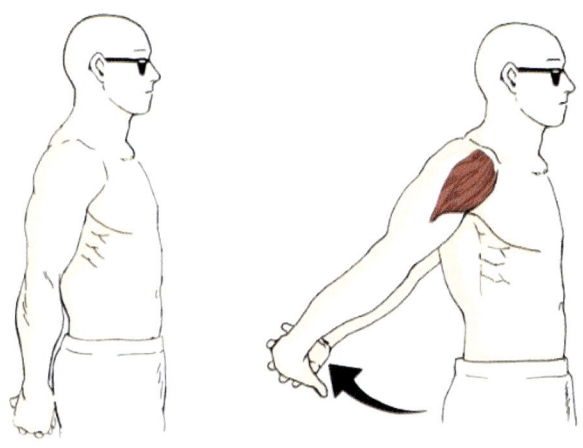

주의
상체를 숙이거나, 어깨를 앞으로 내밀지 말 것!

① 두 손을 뒷짐 지고 깍지를 낍니다.
② 양쪽 팔꿈치를 완전히 편 채로, 양손을 뒤쪽으로 뻗으면서 날개뼈를 최대한 조입니다.
③ 어깨 앞쪽 부위가 늘어나는 느낌에 집중하면서 15초씩 3세트 반복합니다.

(2) 삼각근 측면

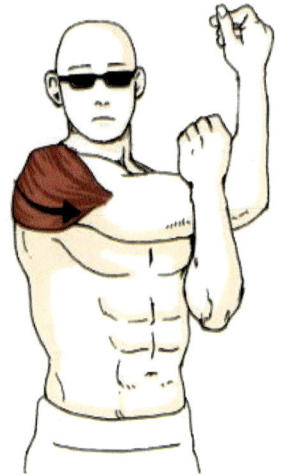

주의
쇄골 부위에서 통증이 나타나면 즉시 중단할 것!

① 그림처럼 양쪽 팔꿈치를 몸 쪽으로 접습니다.
② 아래쪽에 있는 손의 손목으로 위쪽 손의 팔꿈치를 밀어서 위쪽 팔을 몸 쪽으로 당깁니다.
③ 팔 바깥쪽 부위(색으로 표시한 부분)가 늘어나는 느낌에 집중하면서 15초씩 3세트 반복합니다.

[스켑션 슈러그]

이 운동은 어깨 근육의 불균형을 개선해주고 삼각근이 다시 뭉치지 않도록 예방해줍니다.

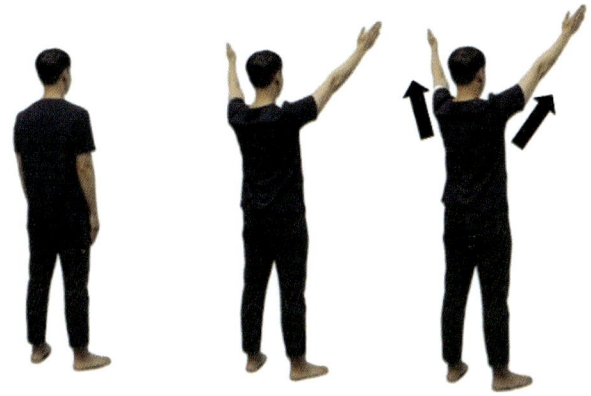

① 어깨너비로 벌리고 서서 두 팔을 위로 올리되 120도 정도로 벌립니다(이때 두 팔은 약간 사선 방향으로 하여 뒤에서 보았을 때 Y자 모양이 되도록).
② 두 팔을 앞으로 쭉 뻗으면서 어깨를 으쓱합니다.
③ 2초 정도 버틴 뒤 어깨를 천천히 내려줍니다.
④ 3세트 실시합니다.

→ [진자 운동]-40쪽, [회전근개 활성화 운동 A]-41쪽을 병행해주시면 좋습니다.

3장

가만히 있어도 어깨와 팔꿈치가 욱신거려요

8

극상근(가시위근)

supraspinatus

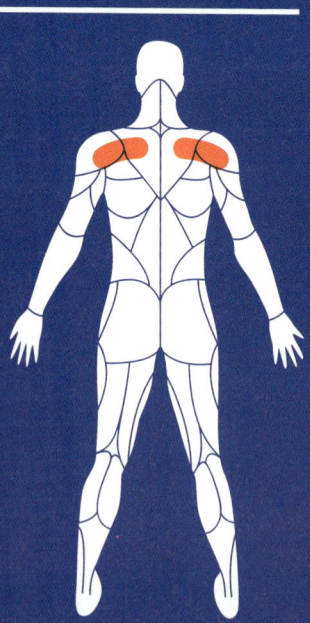

이런 증상이 있습니다!

- 아무 일을 하지 않을 때도 어깨나 팔꿈치에 통증이 있습니다.
- 통증은 밤에 더 심하게 나타납니다.
- 어깨를 움직일 때 '뚝뚝' 소리가 납니다.
- 팔을 옆으로 들어올릴(어깨 외전) 때 통증이 더 심해집니다.
- 외상성 손상이 있는데 위팔의 감각이 둔해지고 갑자기 근력이 떨어지기도 합니다.

극상근 supraspinatus 에 대해 알아봅시다!

극상근(가시위근) 찾기

극상근은 등 뒤쪽 어깨뼈(견갑골)와 위팔뼈 사이에 있는 근육입니다. 순 우리말로 가시위근이라 하는데 가시, 즉 등뼈(spina) 위쪽(supra)에 있다는 뜻입니다. 어깨뼈와 팔을 연결해주는 대표적인 근육이며, 어깨회전근개 중 하나입니다. 참고로 어깨회전근개에 속하는 네 개의 근육은 극상근, 극하근, 소원근, 견갑하근입니다. 그중 극상근은 어깨의 코어 근육으로 어깨에서 가장 핵심적인 일을 합니다. 어깨회전근개가 파열되었다는 진단을 받았다면, 극상근과 관련되었을 가능성이 높은 이유이지요.

극상근은 팔을 옆으로 드는 동작, 즉 어깨 외전을 할 때 제일 먼저 일하는 근육이기도 합니다. 그래서 극상근이 손상되면 팔을 옆으로 15도 정도 들어 올릴 때부터 극심한 통증이 밀려옵니다.

극상근은 어쩌다 뭉치는 걸까요?

- 무거운 물체를 옆구리에 끼고 운반했다.
- 커다란 개에 목줄을 걸어서 함께 산책했다.
- 무거운 물건을 불안정한 자세로 들었다.
- 팔을 뻗은 상태에서 물건을 들었다.
- 팔을 머리 위쪽으로 많이 올린다.
- 야구 투구, 수영, 테니스 등 어깨 근육에 힘을 많이 주는 운동을 했다.
- 무거운 가방을 장시간 메고 다녔다.

극상근에 연결된 통증 부위

극상근은 팔을 옆으로 들어 올리는 동작, 즉 어깨 외전에 관여하는 근육입니다. 따라서 혼자서 팔을 들어 올리는 것이 힘들다면 제일 먼저 극상근 뭉침을 의심해보아야 합니다. 이때 통증은 어깨 상단 부분에서 시작되며 팔등을 타고 내려와 손목 부근까지 이어질 수 있습니다. 팔을 들거나 손을 등 뒤로 돌릴 때 극심한 통증이 밀려오고, 어깨 부위에서 관절 깊숙이 쑤시는 통증이 발생하기도 합니다.

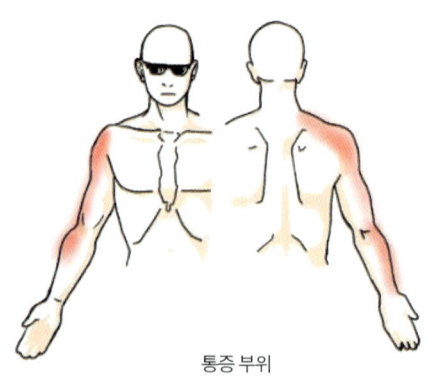

통증 부위

[극상근을 효과적으로 풀어주는 방법]

(1) 기구를 이용하는 방법

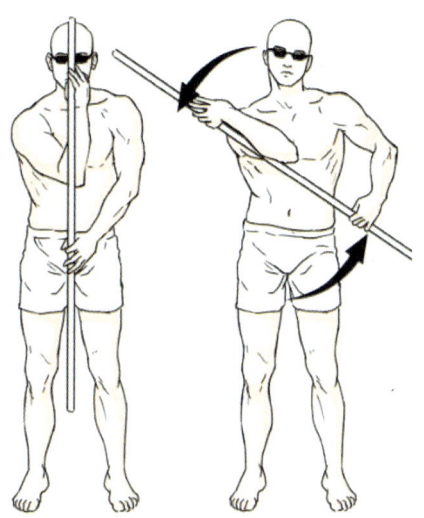

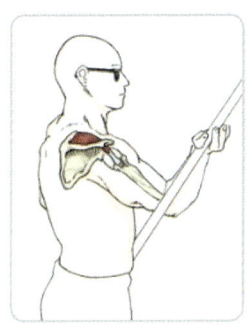

주의

어깨를 으쓱하지 말 것!

① 나무봉이나 우산을 세로로 길게 잡되, 오른손은 그림처럼 손목을 비틀어서 위쪽을 잡고, 왼손으로는 아래쪽을 잡습니다.
② 왼손을 왼쪽으로 당기며 봉을 회전시킵니다.
③ 극상근 부위가 늘어나는 느낌에 집중하면서 15초씩 3세트 반복합니다.
④ 반대쪽도 똑같이 해줍니다.

(2) 맨손으로 하는 방법

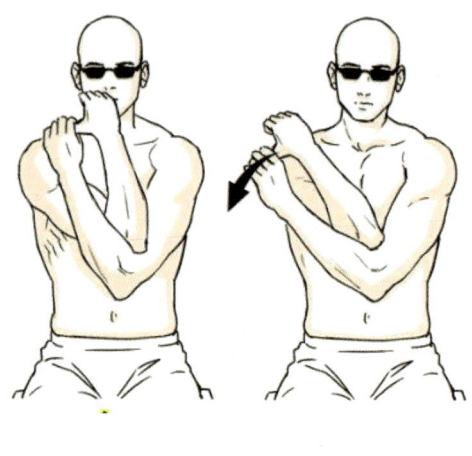
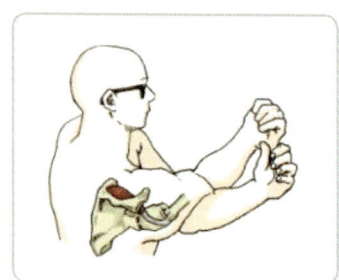

① 양쪽 팔꿈치를 안으로 접되, 그림처럼 오른쪽 팔꿈치를 왼쪽 팔 위에 올립니다.
② 오른쪽 손바닥이 얼굴을 향하도록 자세를 취한 다음, 왼손으로 오른쪽 엄지손가락을 잡고 그대로 당깁니다.
③ 극상근 부위가 늘어나는 느낌에 집중하면서 15초씩 3세트 반복합니다.
④ 반대쪽으로도 똑같이 합니다.

→ [진자 운동]-40쪽과 [회전근개 활성화 운동 A]-41쪽을 병행해주세요.

4장

오십견이라는데 뭘 해도 좋아지지 않아요
∞
견갑하근(어깨밑근)

subscapularis

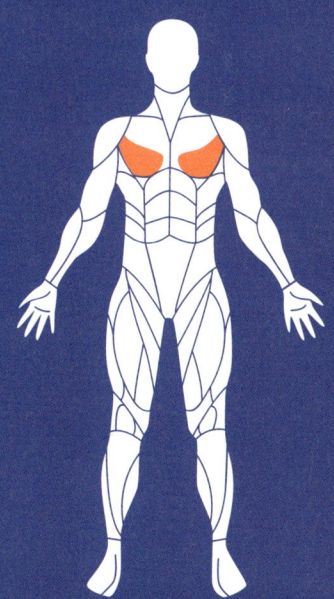

이런 증상이 있습니다!

- 활동할 때뿐만 아니라 휴식할 때도 어깨 통증이 있습니다.
- 삼각근과 위팔 뒤쪽에서 깊은 통증이 느껴집니다.
- 손목 둘레로 띠를 두른 듯한 통증이 있고 손등도 아픕니다.
- 팔을 옆으로 들 때 어깨 통증이 심하게 나타납니다.
- 팔을 어깨 높이까지는 들었지만, 뒤로 뻗을 수 없습니다.
- 벤치프레스 등 가슴 운동을 할 때 어깨 앞쪽에 통증이 심합니다.
- 오십견이라는 진단을 받았습니다.

견갑하근 subscapularis 에 대해 알아봅시다

견갑하근(어깨밑근) 찾기

앞 장에서 이야기한 것처럼, 견갑하근은 극상근과 함께 어깨회전근개에 속합니다. 순우리말로 어깨밑근이라 하는데 어깨뼈(scapula) 아래(sub)에 있다는 뜻으로, 그림과 같이 겨드랑이 부근에 있습니다. 어깨에서 팔꿈치에 이르는 긴 뼈를 상완골이라 하는데, 견갑하근은 상완골의 내회전과 어깨의 내전 및 외전을 보조하는 기능을 담당합니다. 쉽게 말해, 팔을 앞뒤, 좌우로 올렸다 내릴 때 또는 어깨를 앞뒤로 돌릴 때 견갑하근이 중요한 일을 합니다.

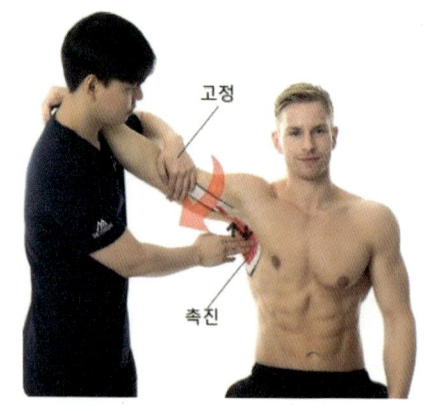

견갑하근은 어쩌다 뭉치는 걸까요?

- 무거운 물건을 운반하는 등 반복적인 어깨 활동으로 어깨에 무리한 힘을 준다.
- 등이 둥글게 말린 자세(round shoulder)로 오랜 시간 사무 작업을 한다.
- 수영의 자유형이나 야구의 투구 동작처럼 어깨를 과도하게 내회전 하는 운동을 한다.
- 나쁜 자세로 장시간 책상 앞에 앉거나 TV를 본다.

견갑하근에 연결된 통증 부위

견갑하근에 문제가 생기면 통증은 어깨뼈 아래 겨드랑이 부분에서 시작돼 어깨 상부와 아래팔 쪽으로 이어지며, 심하면 손목에도 띠를 두른 듯한 통증이 생길 수 있습니다. 아울러 손등 쪽에도 압통이 나타날 수 있습니다. 오십견 증상처럼 팔을 어깨 높이에서 뒤로 뻗을 수 없으며 팔의 움직임도 심하게 제한됩니다.

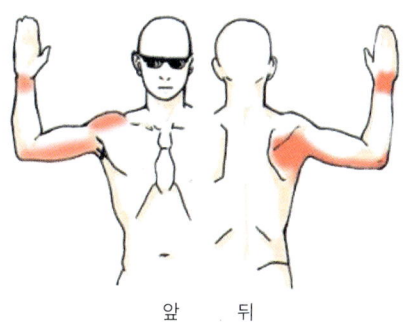

앞　　뒤

통증 부위

[견갑하근을 효과적으로 풀어주는 방법]

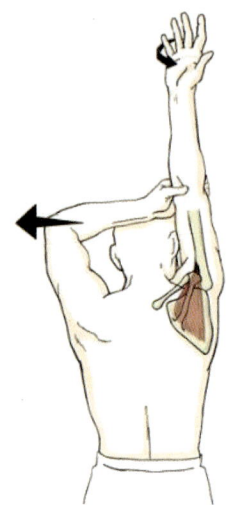

주의
허리를 옆으로 굽히지 말 것!

① 스트레칭하고자 하는 손의 손바닥을 뒤쪽으로 돌리고 어깨를 위로 쭉 뻗습니다.
② 반대쪽 손으로 팔꿈치 바깥쪽을 잡되, 새끼손가락이 엄지손가락 쪽으로 돌아가도록 돌리면서 팔을 살짝 몸 쪽으로 당깁니다.
③ 겨드랑이 깊숙한 부위가 늘어나는 느낌에 집중하면서 15초씩 3세트 반복합니다.

⟶ [진자 운동]-40쪽과 [회전근개 활성화 운동 A]-41쪽을 병행해주세요.

5장

어깨와 목이 뭉치고 잘 돌아가지 않아요 & 승모근(등세모근)

trapezius

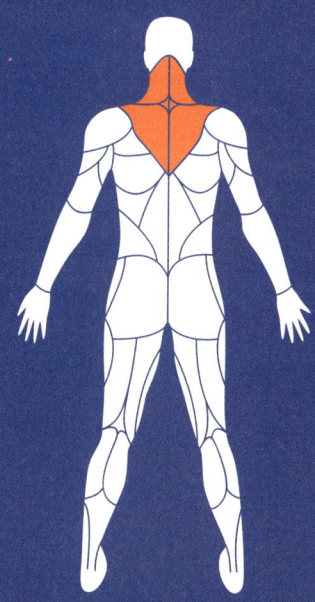

이런 증상이 있습니다!

- 목 측면과 어깨 부분이 자주 뭉칩니다.
- 어깨와 목이 뻣뻣해지면서 심한 두통이 나타나기도 합니다.
- 양쪽 팔에 저린감이 있습니다.
- 어깨와 목이 잘 돌아가지 않습니다.
- 목이 짧아 보이고, 목살이 찐 것처럼 목선이 두터워서 옷태가 나지 않습니다.

승모근 trapezius에 대해 알아봅시다!

승모근(등세모근) 찾기

승모근은 뒤통수와 목 측면, 그리고 등까지 넓게 분포된 근육입니다. 순우리말로는 등세모근이라고 하는데, 수도승의 후두 모자 모양을 닮았다 하여 승모근이라고도 부릅니다. 승모근이 차지하는 범위가 워낙 넓어서 보통 상부, 중부, 하부로 구분합니다. 흔히들 목 측면에 있는 것만을 승모근이라 생각하기 쉬운데, 그것은 상부 승모근이고, 등 윗부분을 좌우로 가로지르는 중부 승모근과 등 가운데서 아래로 길게 뻗은 하부 승모근도 있습니다.

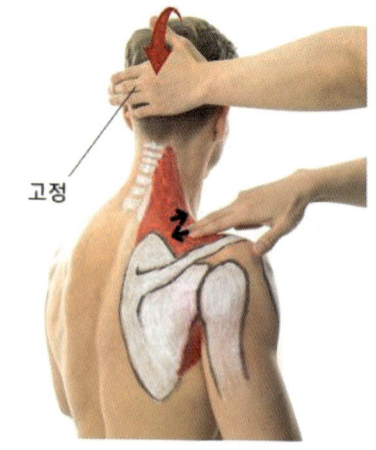

고정

승모근은 어깨뼈를 뒤로 당기고 위아래로 올렸다 내릴 때, 목을 돌리고 펼 때 관여합니다. 손으로 만져보았을 때 대부분 긴장되어 있죠. 장시간 의자에 앉아서 컴퓨터 작업을 하는 분들의 경우, 머리를 앞으로 뺀 자세를 취하면서 승모근이 봉긋 솟아오르고 뭉쳐서 손만 대도 아프다고 호소할 때가 종종 있습니다.

승모근은 어쩌다 뭉치는 걸까요?

- 어깨에 부담이 되는 동작이나 자세를 지속적으로 취했다.
- 오랫동안 좋지 않은 자세를 유지했다.
- 팔걸이가 없는 의자에 오래 앉아있었다.
- 높이가 맞지 않는 책상에 앉는다.
- 무거운 가방을 멘다.
- 스트레스를 받았다.
- 장시간 스마트폰을 하거나 컴퓨터를 했다.

승모근에 연결된 통증 부위

승모근은 매우 넓은 부위에 분포된 근육인 만큼 통증 부위도 뒤통수, 목 옆, 어깨, 등에 이르기까지 넓은 부위에서 나타납니다. 좌식 생활을 하는 현대인에게 상부 승모근은 늘 긴장돼 있고 자주 뭉치는 부위이죠. 상부 승모근이 뭉치면 목이 두껍고 짧아 보이고, 어깨도 좁아 보여 외관상으로도 좋지 않습니다. 다음 쪽에 소개되는 스트레칭과 간단한 동작들을 자주 해주면 승모근 뭉침을 예방하고 목선이 길고 가늘어져서 옷맵시가 좋아질 것입니다.

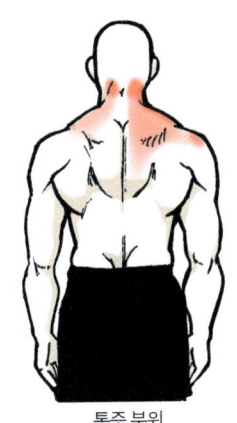

통증 부위

[승모근을 효과적으로 풀어주는 방법]

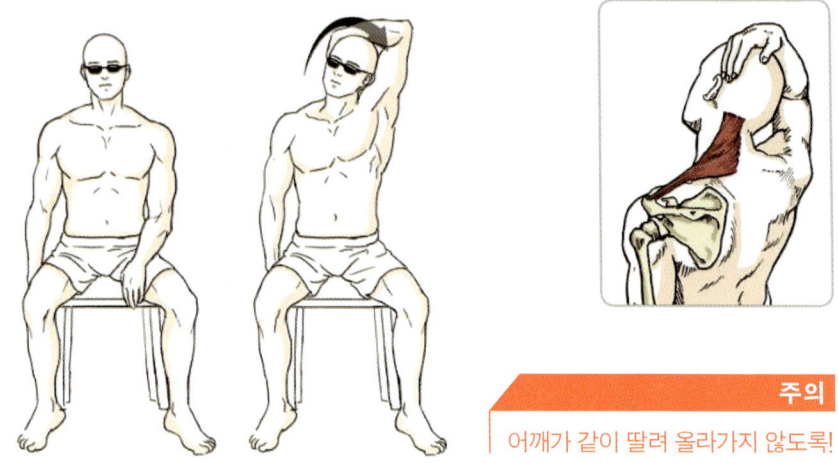

주의
어깨가 같이 딸려 올라가지 않도록!

① 의자에 앉아서 오른손으로 의자를 잡아 고정시키고, 왼손으로 오른쪽 귀 뒤쪽, 뒤통수 상부를 잡고 대각선 방향으로 당깁니다.
② 고개가 살짝 오른쪽으로 돌아가야 합니다(귀 위쪽을 잡고 당기면 자연스럽게 고개가 회전됩니다).
③ 승모근 부위가 늘어나는 느낌에 최대한 집중하면서 15초씩 3세트 반복합니다.
④ 반대쪽도 똑같이 해줍니다.

[30도 외전 슈러그]

팔을 30도 정도 벌려주면, 상부 승모근의 수축 방향과 정확히 일치하므로 상부 승모근의 정상적인 움직임을 만들어주는 데 효과적입니다.

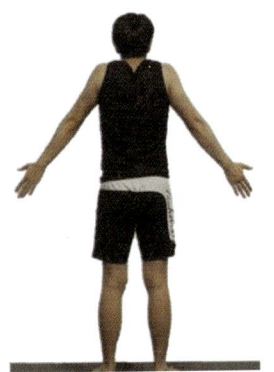 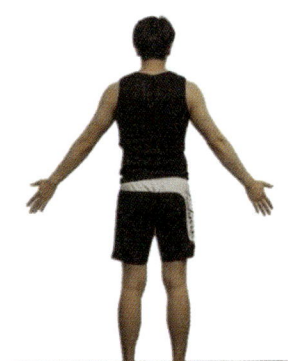

① 두 발을 어깨너비로 벌리고 선 다음 양쪽 팔을 30도 정도 벌립니다.
② 그 자세에서 어깨를 으쓱한 다음 3초간 유지합니다.
③ 천천히 어깨를 내립니다.
④ 12회 3세트 실시합니다.

> 상부 승모근이 뭉치면 견갑거근이 대신 일을 합니다. 따라서 상부 승모근이 뭉칠 때 견갑거근에 과부하가 걸릴 수 있으므로, **다음 장에서 소개되는 견갑거근 스트레칭-66~67쪽을 병행해주는 것이 좋습니다.**

[상지 신경근 활성화 운동]

상지 신경근 활성화 운동이란 전신의 근육 협응력을 정상화시키는 운동을 뜻합니다. 원리는 우리 몸 근육이 대각선 방향으로 수축하는 현상을 이용하는 것입니다. 예를 들어, 오른쪽 발이 나가면, 자연스럽게 왼팔이 따라 나가는 현상이죠.

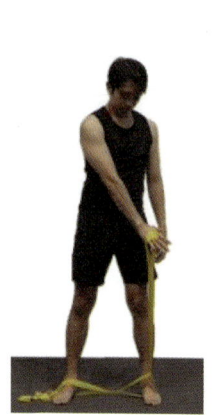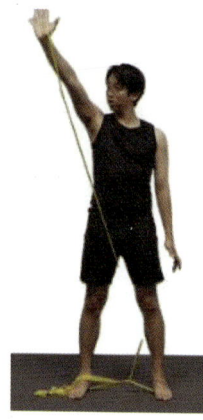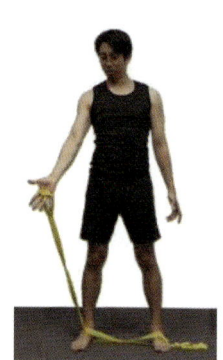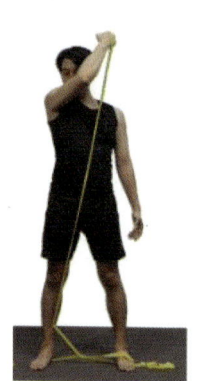

① 세라밴드(CLX)를 두 발로 밟고 한쪽 손에 밴드를 묶어주는데, 손등이 위로 오도록 합니다.
② 밴드를 묶은 손을 대각선 반대쪽으로 올리되, 손가락과 팔꿈치는 최대한 폅니다(두 번째 사진).
③ 다음에는 손바닥이 위로 오도록 밴드를 묶고 대각선 반대쪽으로 올립니다. 이때 팔꿈치와 손목은 구부려줍니다(네 번째 사진).
④ 3세트 12회 실시하고, 팔을 바꿔서 똑같은 순서로 해줍니다.

6장

뒷목이 당기고 머리가 지끈지끈 아파요
∞ 견갑거근(어깨올림근)

levator scapulae

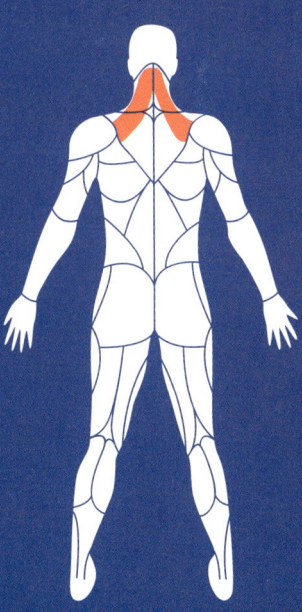

이런 증상이 있습니다!

- 목이 뻣뻣하고 심하면 목을 움직이기가 어렵습니다.
- 고개를 옆으로 돌리려면 통증 때문에 몸 전체가 돌아갑니다.
- 목 통증과 함께 두통이 종종 있습니다.
- 등과 뒷목 통증이 심하고 잠잘 때 그 부위가 바닥에 닿으면 아파서 잠을 설칩니다.
- 목을 앞으로 숙이거나 옆으로 돌리기가 특히 어렵습니다.
- 날갯죽지와 목의 윗부분을 따라 깊은 통증이 있고, 그 부위가 종종 당기기도 합니다.

견갑거근 levator scapulae 에 대해 알아봅시다!

견갑거근(어깨올림근) 찾기

견갑거근은 목뼈와 날개뼈 사이에 붙어있는 기다란 근육입니다. 승모근(등세모근) 다음으로 목과 어깨 부위에서 가장 많은 긴장을 발생시키는 근육이죠. 어깨(scapular)를 들어 올린다는(levator) 의미로, 순우리말로는 어깨올림근이라 합니다. 해부학적으로 말하면 어깨뼈를 위로 올리고 아래로 회전(downward rotation)할 때 주로 견갑거근이 일을 합니다. 따라서 견갑거근은 어깨 뭉침과 관련이 많습니다. 견갑거근이 과도하게 긴장되면 어깨가 자주 결리고, 고개가 잘 돌아가지 않을 수도 있습니다.

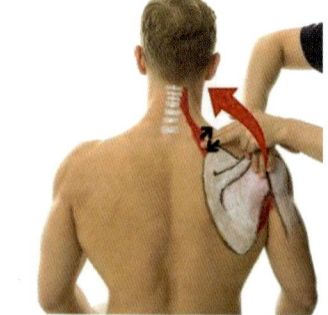

견갑거근은 어쩌다 뭉치는 걸까요?

- 추위로 인해 웅크린 자세를 오래 취한다.
- 타이핑, 전화 통화, TV 시청 등을 이유로 목을 앞으로 뺀 자세를 오래 유지한다.
- 한쪽 어깨에만 가방을 멘다.
- 어깨가 둥글게 말려 있다(round shoulder).

견갑거근에 연결된 통증 부위

견갑거근에 문제가 생기면 그림과 같이 뒷목과 날갯죽지 쪽에 통증이 발생합니다. 목이 뻐근하면서 두통이 나타나고, 목 옆쪽과 턱관절에도 통증이 나타날 수 있습니다. 나아가 머리, 귀 부근에도 통증이 나타날 수 있습니다. 잠자리에서 일어날 때 특히 목이 잘 돌아가지 않고, 심하면 불면증, 호흡 곤란이 나타날 수도 있으니 뭉치지 않도록 예방이 중요합니다. 다음 쪽에 나오는 동작들을 자주 해주면 견갑거근 뭉침이 해결되고 예방에도 좋습니다.

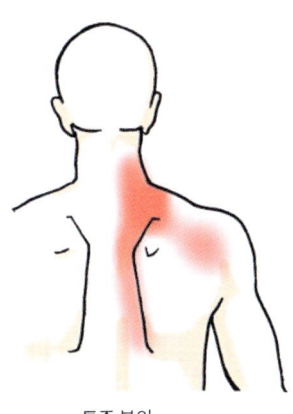

통증 부위

[견갑거근을 효과적으로 풀어주는 방법]

(1) 한 손으로 당기기

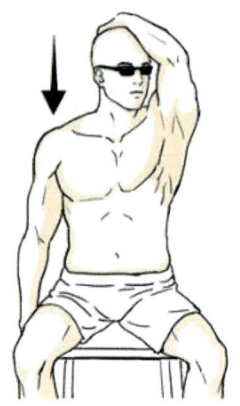 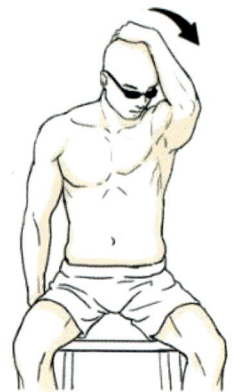 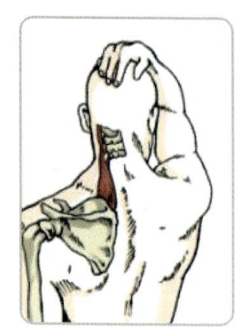

주의

허리는 스트레칭 내내 완전히 세운 상태를 유지할 것!

① 왼손으로 오른쪽 뒤통수를 잡고, 오른쪽 무릎 방향으로 당깁니다.
② 견갑거근 부위가 늘어나는 느낌에 최대한 집중하면서 15초씩 3세트 반복합니다.
③ 반대쪽으로도 똑같이 해줍니다.

(2) 두 손으로 당기기

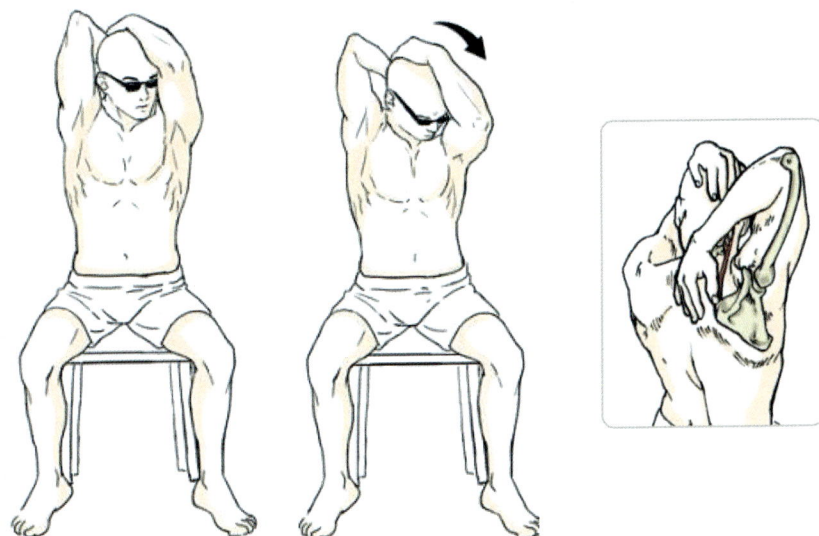

> **주의**
> 어깨에 통증이 있다면 (1)번만 할 것!

① 오른손은 등 뒤로 넘겨서 날개뼈를 고정시키고 왼손으로는 뒤통수를 잡고 그대로 당깁니다.
② 견갑거근 부위가 늘어나는 느낌에 최대한 집중하면서 15초씩 3세트 반복합니다.
③ 반대쪽으로도 똑같이 해줍니다.

→ [상부 승모근 스트레칭]-23쪽과 [30도 외전 슈러그]-61쪽, [상지 신경근 활성화 운동]-62쪽도 병행해주세요.

7장

뒷주머니에 손이 닿질 않아요
∞
극하근(가시아래근)

infraspinatus

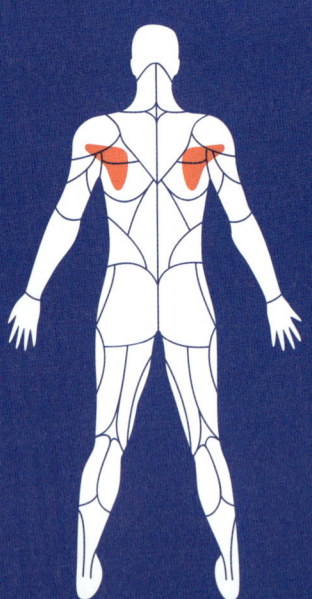

이런 증상이 있습니다!

- 팔을 옆으로 들어 올릴(어깨 외전) 때 어깨에 통증이 발생합니다.
- 가만히 있어도 어깨고 시리고 저립니다.
- 요즘 들어 손아귀 힘이 부쩍 약해졌습니다.
- 머리를 빗는 것도 힘들고 심지어 면도와 칫솔질조차 어렵습니다.
- 숟가락을 들 때마다 어깨 통증이 있습니다.
- 뒷주머니에도, 브래지어 호크에도 손이 닿지를 않습니다.
- 옆으로 돌아누워 자는 것이 어렵습니다.

극하근 infraspinatus에 대해 알아봅시다!

극하근(가시아래근) 찾기

극하근은 앞서 본 극상근, 견갑하근과 함께 어깨회전근개에 속하는 근육입니다. 그림처럼 가시, 즉 등뼈(spina) 아래(infra)에서 어깨뼈 뒷면을 덮고 있다고 하여 순우리말로는 가시아래근이라고 합니다. 어깨의 외회전(팔을 90도로 들고 손바닥을 하늘로 향한 상태로 밖으로 돌리는 동작)과 신전(팔을 뒤로 돌려 반듯이 들어 올리는 동작)을 주로 담당하며, 어깨안정화 기능을 맡고 있습니다. 우리는 습관적으로 어깨를 안으로 마는 자세를 취하므로, 극하근이 늘어나는 것을 막을 수 없고, 이를 장기간 지속하면 목과 어깨에 통증이 옵니다.

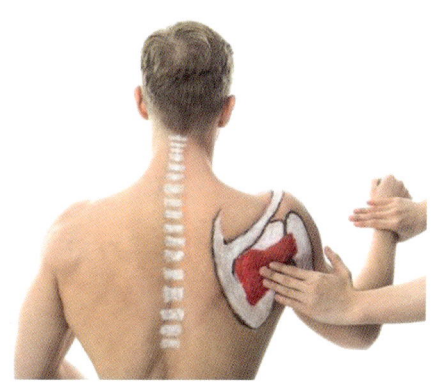

극하근은 어쩌다 뭉치는 걸까요?

- 어깨를 구부린 자세를 오래 취한다.
- 팔을 뒤쪽 위 방향으로 억지로 뻗으려고 한다(예: 불을 켜려고 팔을 뻗는다).
- 균형을 잡으려고 뭔가를 잡는다(예: 계단에서 미끄러지면서 계단 난간을 잡는다).
- 팔로 무거운 물건을 잡아당긴다.
- 팔을 무리하게 앞으로 뻗는다.

극하근에 연결된 통증 부위

극하근은 어깨충돌증후군을 포함해 다양한 어깨 질환의 주범입니다. 어깨를 펴고 활동하는 사람이 많지 않은 만큼, 현대인들에게는 흔하게 뭉치고 손상되는 근육에 속하죠. 극하근이 뭉치면, 어깨 앞쪽에서 시작된 통증이 위팔 바깥면을 따라 아래팔과 손가락까지 내려갑니다. 뒷목 측면과 날갯죽지에도 통증이 발생할 수 있습니다. 통증 부위가 눌려서 밤에 잠들기도 어렵고, 특히나 허리 뒤로 양손을 깍지 끼고 펴는 동작이 잘 안 됩니다.

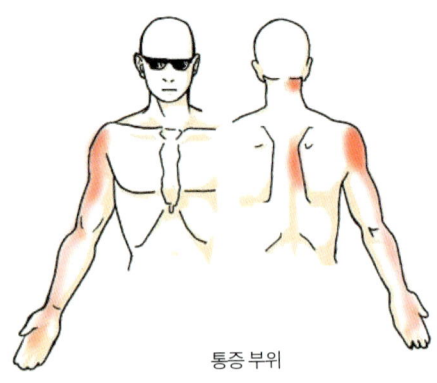

통증 부위

[**극하근을 효과적으로 풀어주는 방법**]

(1) 앉아서 하는 방법

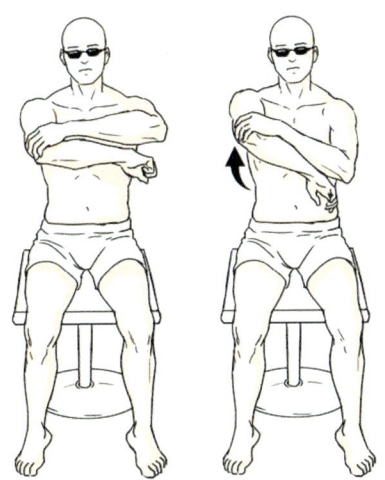

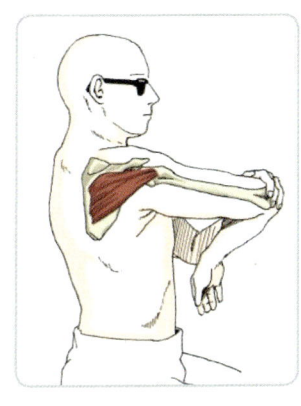

주의

어깨를 으쓱하지 않도록!

① 의자에 앉아, 스트레칭할 손의 손바닥을 아래로 향하게 하고, 명치 높이 정도로 양쪽 어깨를 들어 올려 그림과 같은 자세를 취합니다.
② 반대쪽 손으로 팔꿈치 밑쪽을 잡고, 그대로 위쪽으로 당깁니다.
③ 겨드랑이 뒤쪽 근육이 늘어나는 느낌에 집중하면서 15초씩 3세트 반복합니다.

(2) 서서 하는 방법

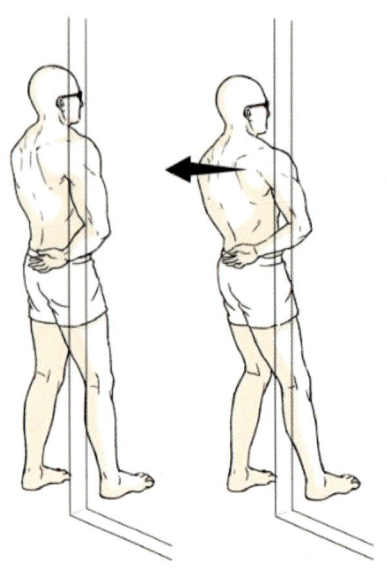
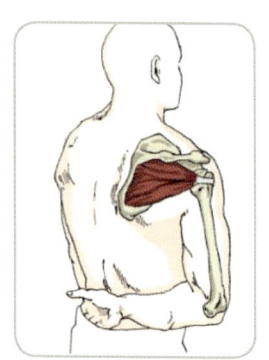

주의
몸이 반대쪽으로 회전되지 않도록!

① 오른팔을 뒷짐 지고 서서, 손바닥이 뒤쪽을 향하게 한 다음, 오른쪽 팔꿈치와 아래팔을 벽에 고정시킵니다.
② 그 상태로 상체를 뒤쪽에 기댑니다.
③ 겨드랑이 뒤쪽 근육이 늘어나는 느낌에 집중하면서 15초씩 3회 반복합니다.
④ 반대쪽도 똑같이 합니다.

→ [진자 운동]-40쪽, [회전근개 활성화 운동 A]-41쪽도 병행해주세요.

memo

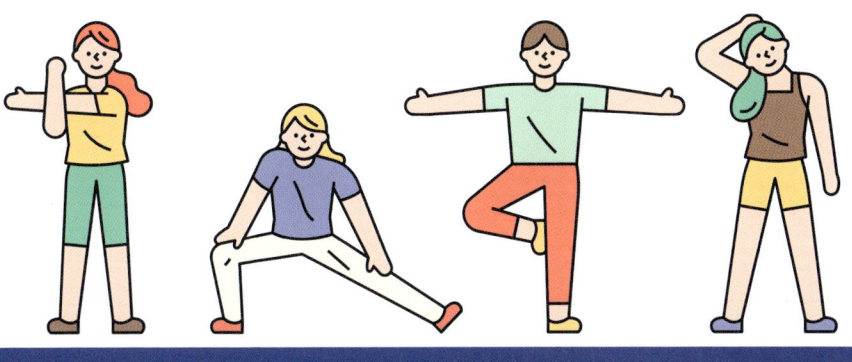

PART

3

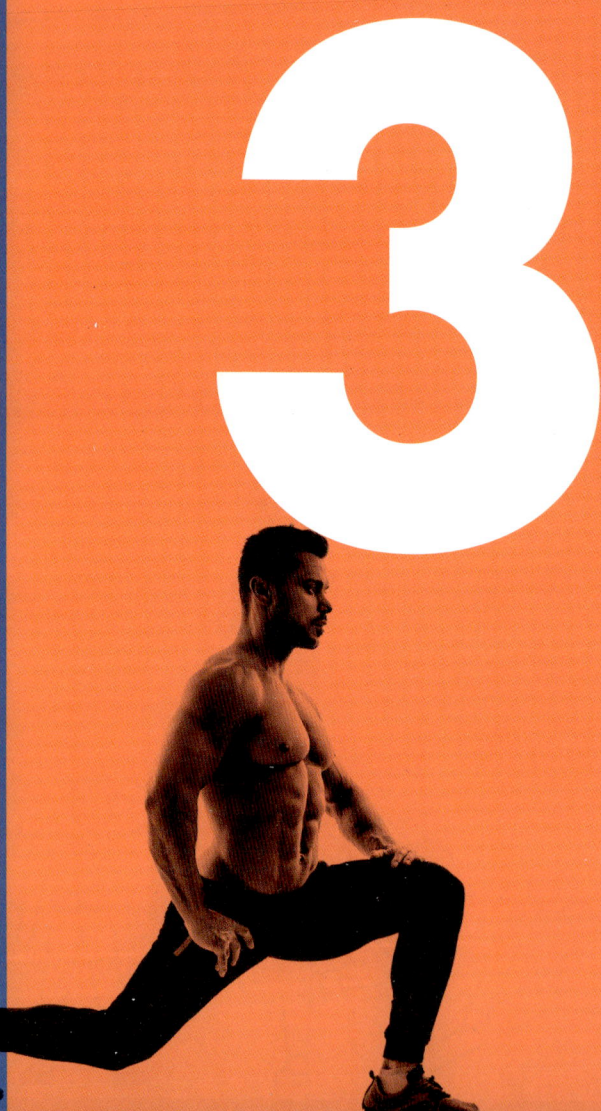

일 잘하는 팔 & 팔꿈치 & 손목 만들기

제3부를 이해하기 위한 기본 용어

- **상완**: 어깨부터 팔꿈치에 이르는 팔. 보통 위팔이라고 함.
- **전완**: 팔꿈치부터 손목에 이르는 팔. 보통 아래팔이라고 함.
- **아래팔 뒤침(회외, supination)**: 손바닥이 위를 향하고 엄지가 바깥쪽으로 가는 동작. 예: 음식 먹기, 세수하기 등.
- **아래팔 엎침(회내, pronation)**: 손바닥이 아래를 향하고 엄지가 안쪽으로 오는 동작. 예: 동전 집기, 의자 팔걸이 밀며 일어나기 등.
- **손목 굴곡**: 손목을 손바닥 쪽으로 굽히는 동작.
- **손목 신전**: 손목을 손등 쪽으로 젖히는 동작.

1장

알통을 살짝 누르기만 해도 통증이 심해요
∞
상완이두근 (위팔두갈래근, 이두박근)

biceps brachii

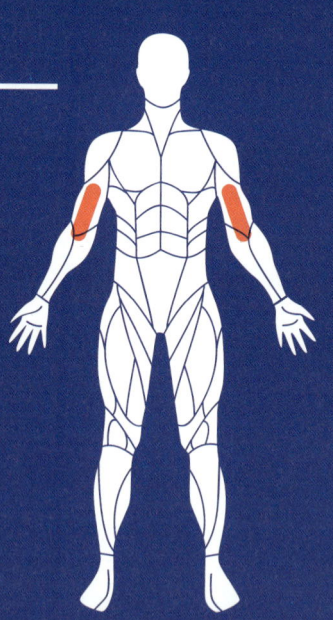

이런 증상이 있습니다!

- 어깨 앞부분에 통증이 있고, 위팔에 간혹 짓누르는 듯한 통증이 밀려옵니다.
- 머리 위로 팔을 쓰는 동작을 할 때, 또는 물건을 던지거나 집어 들 때 위팔 통증이 심해집니다.
- 어깨에서 위팔(상완)에 이르는 통증이 있습니다.
- 팔을 옆으로 나란히 한 상태에서 어깨 높이보다 높이 들어 올릴 때 딸까닥 소리와 함께 통증이 생깁니다.
- 알통을 살짝 누르기만 해도 극심한 통증이 밀려옵니다.
- 숟가락을 들거나 머리를 빗는 것조차 힘들 때가 있습니다.

상완이두근 biceps brachii 에 대해 알아봅시다!

상완이두근(위팔두갈래근) 찾기

이두근은 흔히 팔에만 있는 것으로 알기 쉽지만, 허벅지에도 있습니다. 허벅지에 있는 이두근을 대퇴이두근이라 한다면, 위팔에 있는 이두근을 상완이두근이라고 합니다. 이두박근이라고도 하고 흔히 '알통'이라고 부르는 부위의 근육입니다. 두 개의 머리(biceps)와 위팔(brachii)의 합성어로, 순우리말로는 위팔두갈래근이라 합니다.

상완이두근 위치는 위팔 앞쪽에 있으며, 주로 팔꿈치 굽힘과 아래팔 뒤침(supination, 손바닥이 위를 향하고 엄지가 바깥쪽으로 가는 동작), 어깨 굽힘에 관여합니다. 팔을 들어 올릴 때, 어깨 내전과 외전 때 이두박근이 주요하게 사용됩니다.

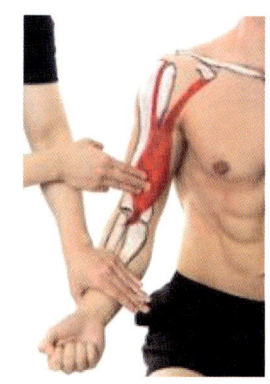

상완이두근은 어쩌다 뭉치는 걸까요?

- 본인의 근력을 훨씬 넘어서는 무거운 물건을 팔꿈치를 편 채로 들었다.
- 데드리프트 등 얼터네이트 그립(바를 잡을 때 두 손의 방향을 엇갈려 잡는 것)으로 고중량 웨이트 트레이닝을 자주 한다.
- 야구에서 투수가 공을 강하게 던질 때처럼 순간적으로 위팔에 강한 힘을 주었다.
- 테니스 백핸드 스트로크를 할 때 무리하게 힘을 주었다.
- 이두박근 스트레칭을 과도하게 했다.

상완이두근에 연결된 통증 부위

눈에 띄는 상체, 강하고 멋진 팔을 만들고자 하는 많은 분들이 삼두근과 함께 가장 많이 운동하는 부위가 바로 이 이두근이죠. 바벨컬, 덤벨컬 등을 할 때 상완이두근이 일을 합니다. 상완이두근 윗부분에 장두(긴 힘줄)와 단두(짧은 힘줄)라는 힘줄이 있는데, 상완이두근 통증은 근육보다 이 두 힘줄 문제일 때가 대부분입니다. 이두근 운동을 많이 해서 발생하는 근육통 외에, 이두근에 연결된 장두와 단두에 손상이 가는 경우가 많습니다. 이두근 통증은 그림처럼 근육의 불룩한 쪽(muscle belly)에서 3분의 1 정도 내려온 곳에서 시작됩니다. 상완이두근이 어깨까지 연결되어 있는 만큼 어깨, 팔, 특히 위팔에 연관통이 발생할 수 있습니다.

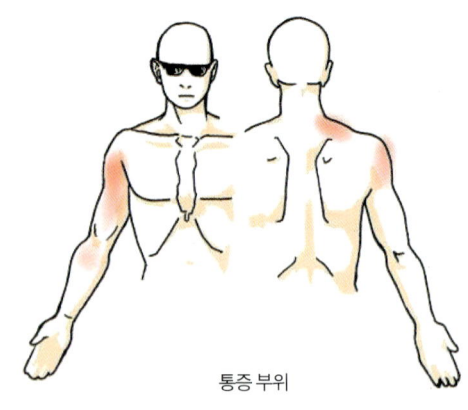

통증 부위

[상완이두근을 효과적으로 풀어주는 방법]

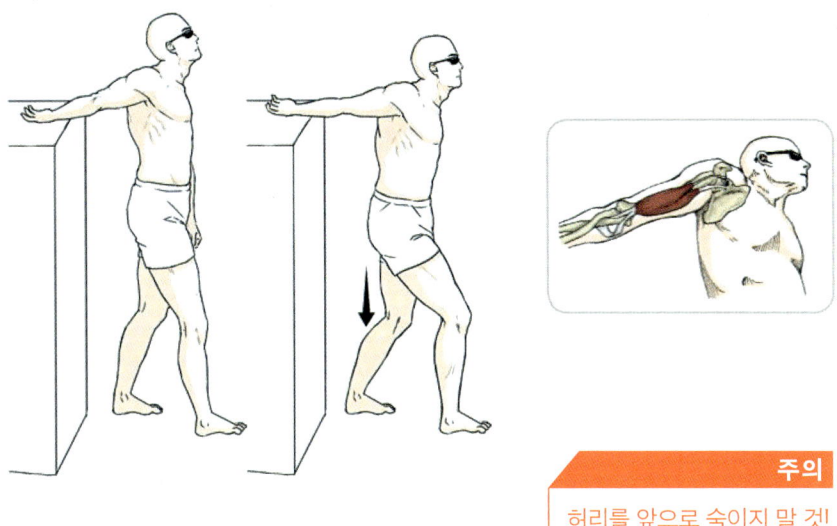

주의
허리를 앞으로 숙이지 말 것!

① 어깨보다 조금 낮은 책장 따위의 지지대를 등지고 섭니다. 오른손을 뒤로 돌려 손바닥이 천정을 향하도록 펴고 지지대 위에 손을 기대는데, 엄지손가락이 아래로 향하게 합니다.
② 그림처럼 오른발은 앞으로, 왼발은 뒤로 엇갈려 섭니다.
③ 허리를 세우고 두 무릎을 천천히 굽힙니다.
④ 팔 앞쪽 부위가 늘어나는 느낌에 최대한 집중하면서 15초씩 3세트 반복합니다.
⑤ 반대쪽도 똑같이 해주세요.

2장

빗질이 힘들 정도로 어깨가 아파요
∞
오훼완근(부리위팔근)

coracobrachialis

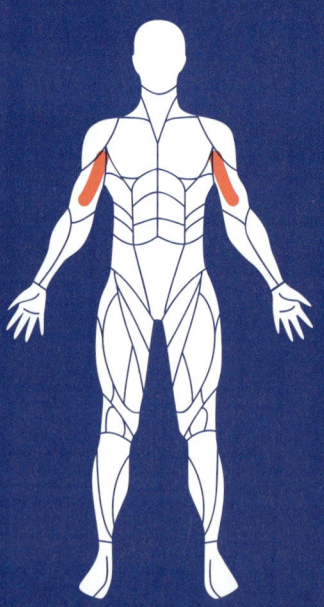

이런 증상이 있습니다!

- 어깨 앞쪽, 위팔 뒤쪽에 강한 압통이 있습니다.
- 어깨 통증이 심해서 빗질, 드라이질을 아예 못 합니다.
- 통증이 아래팔 뒤쪽, 손목과 손등, 가운뎃손가락까지 이어지기도 합니다.
- 테니스에서 서브를 넣을 때 어깨 부근에 통증이 밀려옵니다.
- 아기를 업으면서 손을 허리 뒤로 돌릴 때 어깨와 위팔이 따끔거립니다.
- 손 저림, 팔 저림 증상이 있고 뒷짐을 질 때 어깨 앞쪽 통증이 있습니다.

오훼완근 coracobrachialis 에 대해 알아봅시다!

오훼완근(부리위팔근) 찾기

오훼완근은 어깨뼈의 돌기에 붙어있는 세 개의 근육 중 가장 작은 근육입니다(나머지는 소흉근과 상완이두근). 오훼상완근, 또는 오구완근이라 하며, 까마귀부리 모양(korakodes)의 위팔(brachialis) 근육이라는 뜻으로 순우리말로는 부리위팔근이라고 합니다. 오훼완근은 위팔 안쪽 깊숙한 곳에 자리하며 위팔뼈를 모으고 굽히는 일, 어깨 관절의 탈구를 막는 일을 합니다. 위팔의 굴곡(팔을 앞으로 나란히 들어올리기), 위팔의 내전(팔을 몸통 쪽으로 붙이기)을 담당하고 있습니다. 아울러 어깨를 앞으로 구부리는 기능도 하고 있어서, 흔히 굽은 등을 일컫는 '라운드 숄더'를 유발하는 근육으로 꼽힙니다.

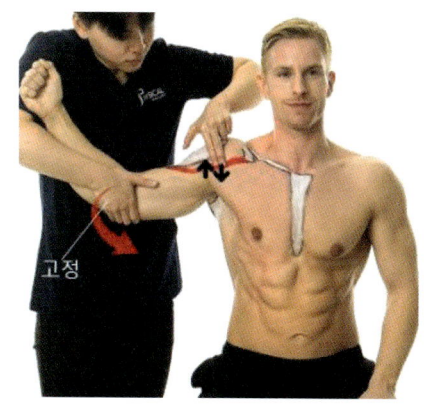

오훼완근은 어쩌다 뭉치는 걸까요?

- 무거운 물건을 운반한다.
- 아기를 장시간 업는다.
- 골프에서 스윙 각도를 너무 크게 하거나 잘못된 자세로 친다.
- 벤치프레스처럼 가슴 쪽에 무게가 실리는 웨이트 트레이닝을 할 때 무리한 중량으로 한다.
- 목발을 겨드랑이 깊숙이 끼워서 사용한다.

오훼완근에 연결된 통증 부위

최초의 통증은 근육의 시작점 바로 밑인 어깨에서 시작되고, 위팔 뒤쪽을 따라 손목과 손등, 그리고 손가락까지 내려갑니다. 보통 팔꿈치와 손목은 건너뛰고, 가장 아픈 부위는 팔입니다. 몸 뒤쪽으로 팔을 뻗을 때 통증이 심한 편이죠. 오훼완근 주변에는 신경혈관다발이 있어서, 오훼완근 문제로 인해 팔에 이상 감각이 나타날 수 있고 자세 변형도 생길 수 있으니 각별히 주의해야 합니다.

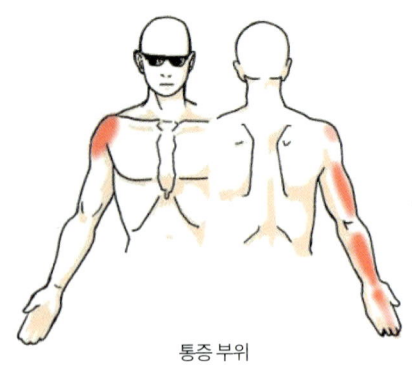

통증 부위

[오훼완근을 효과적으로 풀어주는 방법]

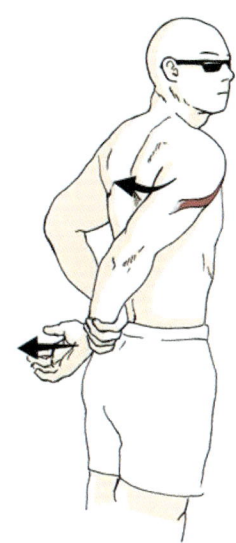

주의
몸통이 같이 돌아가지 않도록!!

① 양손을 뒷짐 지고, 그림처럼 왼손으로 오른손 손목을 잡아서 당깁니다(오른손 손바닥이 위쪽을 향하도록 합니다).
② 오른쪽 손목을 잡은 채로 날개뼈를 안으로 모읍니다.
③ 오훼완근 부위가 풀리는 느낌에 최대한 집중하면서 15초씩 3세트 반복합니다.
④ 반대쪽도 똑같이 해줍니다.

[이두근 마사지]

오훼완근이 뭉치면 상완이두근도 함께 뭉치는 경우가 많습니다. 오훼완근 스트레칭과 함께 이두근 마사지도 꼭 해주세요.

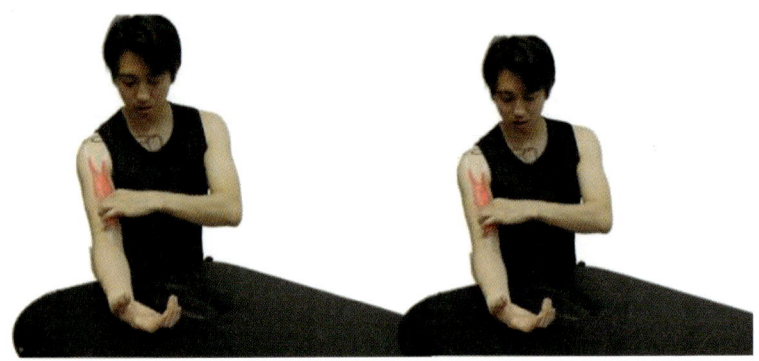

① 아픈 쪽 손을 탁자나 책상에 올리고 반대쪽 손으로 이두근을 잡아서 살살 풀어줍니다(약간 꼬집듯이).
② 아래쪽부터 위쪽 부위까지 전부 풀어줍니다.
③ 아픈 쪽만 3세트 실시합니다.

→ [회전근개 활성화 운동 A]-41쪽도 병행해주세요.

3장

팔꿈치가 아프고 손아귀에 힘이 없어요
∞
삼두근(위팔세갈래근)

triceps brachii

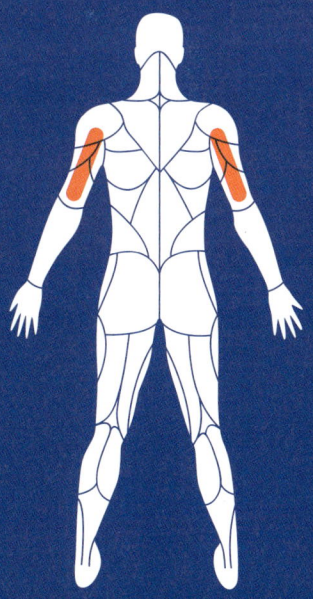

이런 증상이 있습니다!

- 팔꿈치를 곧게 펼 때 팔 바깥쪽에 통증이 있습니다.
- 팔을 위로 올릴 때 팔꿈치 부근이 아픕니다.
- 팔꿈치를 완전히 구부릴 때 뻑뻑하고 통증도 있습니다.
- 뒤쪽 어깨가 아프고, 위팔 쪽 어딘가에 통증이 있습니다.
- 물을 따르고 마실 때 손아귀 힘이 없어서 갑자기 컵을 떨어뜨리는 경우가 종종 있습니다.
- 손가락이 잘 구부러지지 않습니다.

삼두근 triceps brachii에 대해 알아봅시다!

삼두근(위팔세갈래근) 찾기

삼두근은 위팔 뒤쪽에 있는 근육입니다. 장두, 외측두, 내측두 등 세 개의 머리(triceps brachii)를 가진 위팔(brachii) 근육이라는 뜻으로, 순우리말로는 위팔세갈래근이라고 합니다. 허벅지 삼두근과 구별해 상완삼두근이라는 명칭도 사용됩니다. 삼두근은 이두근의 반대쪽인 위팔 뒤쪽에 위치하며, 사이즈가 이두근보다 월등히 큽니다. 굵고 탄탄한 팔뚝을 위해서는 이두근보다 삼두근이 많은 일을 하죠.

삼두근은 위팔 뒤쪽에서 어깨와 아래팔을 이어줌으로써 주로 팔을 펴고 미는 일을 합니다. 세 개의 근육 무리가 각각 팔꿈치를 90도, 90도 이하, 90도 이상으로 펴는 데 관여합니다. 따라서 팔굽혀펴기를 할 때 가장 중요한 것이 바로 삼두근입니다.

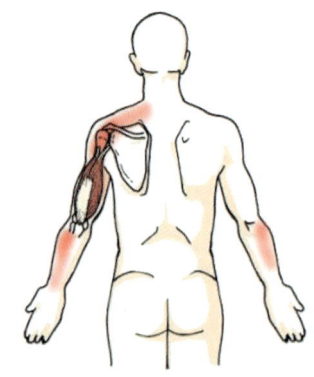

삼두근은 어쩌다 뭉치는 걸까요?

- 팔뚝 목발(forearm crutch)처럼 아래팔로 지탱하는 목발을 사용한다.
- 팔꿈치 지지대가 없는 환경에서 장시간 팔을 사용하거나(예: 운전) 사무 작업을 한다.
- 골프, 테니스 등 팔꿈치에 과부하를 주는 운동을 한다.
- 팔굽혀펴기를 지나치게 많이 한다.
- 라잉 트라이셉스익스텐션(lying triceps extension)이나 오버헤드(overhead) 트라이셉스익스텐션 등 삼두근 운동을 고중량 바벨로 한다.

삼두근에 연결된 통증 부위

삼두근에 문제가 있으면 주로 어깨와 위팔, 팔꿈치 바깥쪽에 통증이 나타납니다. 어깨에서 시작된 통증은 팔 뒤쪽을 따라 팔꿈치와 손목까지 내려갈 수 있습니다. 테니스 엘보, 골프 엘보는 삼두근 이상의 대표적인 증상이죠. 또한 어깨 부근이 막연하게 뻐근하고, 심하면 손아귀에 힘이 없어서 물건을 쥐기가 힘들어질 수도 있습니다.

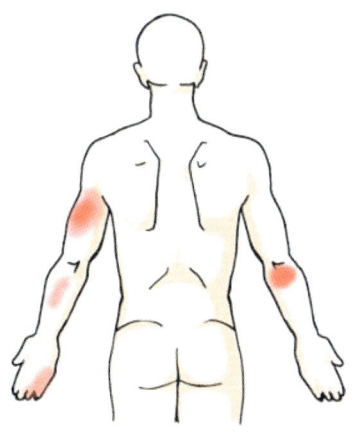

통증 부위

[삼두근을 효과적으로 풀어주는 방법]

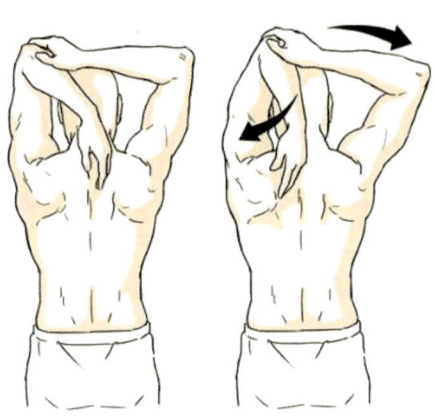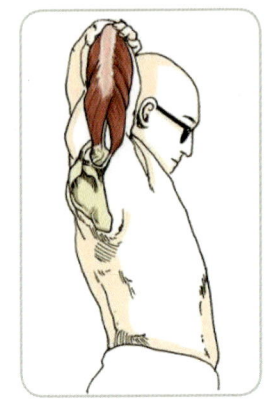

주의
허리를 옆으로 숙이지 말 것!

① 양손을 어깨 뒤로 넘긴 다음, 오른손으로 왼쪽 팔꿈치를 잡습니다.
② 오른손을 당겨줌과 동시에, 왼쪽 팔꿈치를 더욱 굽혀줍니다.
③ 팔 뒤쪽 부위가 늘어나는 느낌에 집중하면서 15초씩 3세트 반복합니다.
④ 반대쪽도 똑같이 해줍니다.

[이두근 가동술]

삼두근이 자주 뭉치는 사람들은 이두근 또한 긴장된 경우가 많으므로 삼두근과 함께 이두근도 풀어주는 것이 좋습니다.

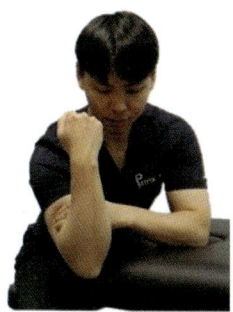 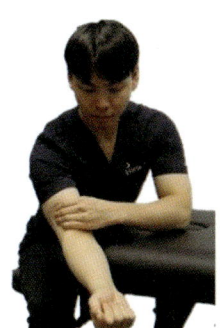

① 탁자나 책상 위에 아픈 쪽 팔꿈치를 올리고 반대쪽 손으로 이두근(알통) 부위를 잡고 고정시킵니다.
② 이두근 부위에 압박을 유지한 채로 천천히 팔꿈치를 폅니다.
③ 팔꿈치를 접었다가 펴는 동작을 반복합니다.
④ 이 동작을 12회씩 3세트 실시합니다.

→ [진자 운동]-40쪽과 [상지 신경근 활성화 운동]-62쪽을 병행해주세요.

4장

손목을 돌릴 때, 손가락을 구부릴 때 통증이 있습니다
8 손목 굴곡근(굽힘근)

wrist flexor

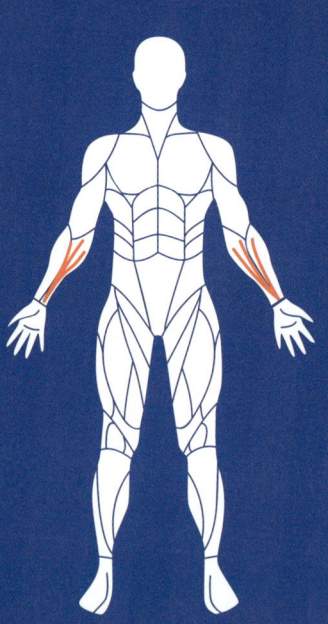

이런 증상이 있습니다!

- 팔꿈치 안쪽이 아프고 저리고 화끈거리기도 합니다.
- 핸드폰을 사용하다가 갑자기 손목이 아파서 떨어뜨린 적이 있습니다.
- 손목을 구부리거나 펼 때, 손목에서 통증이 느껴집니다.
- 손가락 바닥면에 압통이 있습니다.
- 걸레나 행주를 짤 때, 손잡이를 잡고 돌릴 때, 주먹 쥐고 손목을 돌릴 때 통증이 심해지고 힘이 빠집니다.
- 손끝에 저린감이 있습니다.

손목 굴곡근 wrist flexor 에 대해 알아봅시다!

손목 굴곡근(굽힘근) 찾기

손목 굴곡근은 손목을 굽히고 펼 때 일하는, 손과 팔에 있는 근육들을 통칭하는 표현입니다. 굴곡근은 순우리말로 굽힘근이라 하며, 그중 요측수근굴근(flexor carpi radialis, 노쪽손목굽힘근), 척측수근굴근(flexor carpi ulnaris, 자쪽손목굽힘근), 심지굴근(flexor digitorum profundus, 깊은손가락굽힘근) 세 가지 근육을 살펴보겠습니다.

요측수근굴근은 아래팔 안쪽 가운데에 있는 긴 근육으로 손바닥 가운데까지 이어집니다. 주로 손목을 벌리는 일을 담당하며, 다른 굴곡근들과 더불어 도구를 당기고 내리치는 등 손목 힘을 쓸 때 일을 하죠. 특히 야구, 배구, 농구 등 구기 종목에서 많은 일을 합니다. 척측수근굴근은 요측수근굴근 아래, 새끼손가락으로 이어지는 손목 부근의 콩알뼈에 이르는 근육입니다. 손목을 좌우상하로 굽히는 기능을 합니다.

심지굴근은 아래팔 안쪽에서 엄지손가락을 제외한 모든 손가락 쪽 손바닥까지 이르는 근육으로, 손목 굴곡근 중 유일하게 손가락을 굽히는 일을 합니다.

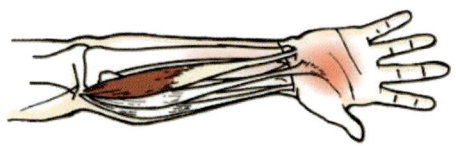

요측수근굴근 위치와 통증 부위

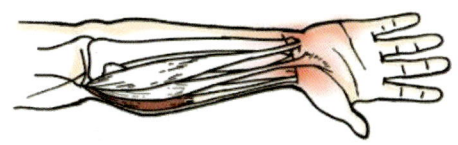

척측수근굴근 위치와 통증 부위

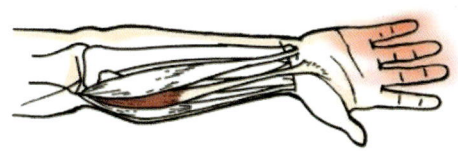

심지굴근 위치와 통증 부위

손목 굴곡근은 어쩌다 뭉치는 걸까요?

- 타이핑, 마우스 클릭, 필기 등 손가락과 손목을 반복적으로 많이 사용하는 일을 한다.
- 설거지, 걸레질, 손빨래 등 손목을 많이 사용한다.
- 손목에 강한 힘이 들어가는 운동을 한다.
- 짐을 싣고 내리며 운반하는 일을 한다.

손목 굴곡근에 연결된 통증 부위

요측수근굴근은 손목 중앙 부근의 통증과 관련이 있습니다. 갑자기 넘어져 손바닥으로 바닥을 짚을 때, 손목을 과하게 사용하는 운동을 할 때 골프 엘보나 손목굴 증후근 등의 증상을 유발하는 근육입니다. 척측수근굴근은 손목 앞쪽과 척측(새끼손가락) 부근의 통증과 관련이 있고 가위질 같은 동작에 관여합니다. 심지굴근은 가운데손가락부터 새끼손가락에 이르는 통증과 관련이 있는데, 방아쇠수지증후군(손가락이 잘 안 펴지고, 억지로 펴면 잘 굽혀지지 않는 증상)과도 관련이 깊습니다.

손목 굴곡근 통증은 관절염이나 인대 손상으로 오진될 수 있지만, 이 근육들을 잘 풀어주면 금세 통증이 사라집니다. 반대로 이 통증들을 묵혀두면 손목터널증후군으로 이어지기도 하니 주의해야 합니다.

[손목 굴곡근을 효과적으로 풀어주는 방법]

(1) 서서 하는 방법

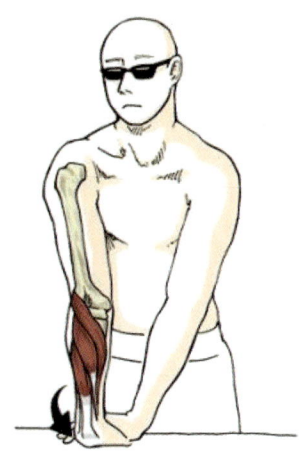

주의
어깨에서 통증이 느껴지면 즉시 중단할 것!

① 책상 위에 아픈 쪽 손바닥을 붙이고 손가락이 몸 쪽을 향하도록 뒤집습니다.
② 반대쪽 손으로 손등을 눌러 손등이 올라가지 않게 고정시키고, 손목이 들리지 않도록 책상에 완전히 밀착시키면서 팔꿈치를 늘립니다..
③ 아픈 쪽 팔꿈치 안쪽 근육이 늘어나는 느낌에 집중하면서 15초씩 3세트 반복합니다.
④ 반대쪽도 같은 방법으로 합니다.

(2) 엎드려서 하는 방법

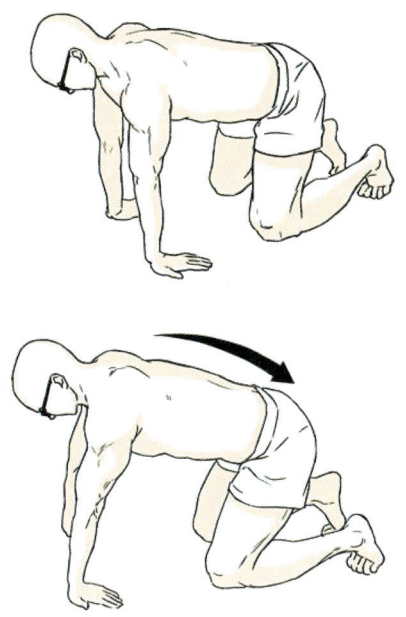

① 양쪽 손바닥을 바닥에 붙이고, 그림처럼 네발 기기 자세로 엎드립니다.
② 골반과 허리가 꺾이거나 둥글게 말리지 않도록 주의하면서 그대로 팬티 라인을 접어 엉덩이를 뒤로 뺍니다.
③ 팔꿈치 앞쪽 근육이 늘어나는 느낌에 집중하면서 15초씩 3세트 반복합니다.

[정중신경, 수지근 가동술]

손목 굴곡근이 뭉치면 항상 동반되는 증상 중 하나가 손목 사이를 지나는 정중신경의 유착입니다. 굴곡근 스트레칭과 함께 이 신경을 꼭 풀어줘야 합니다.

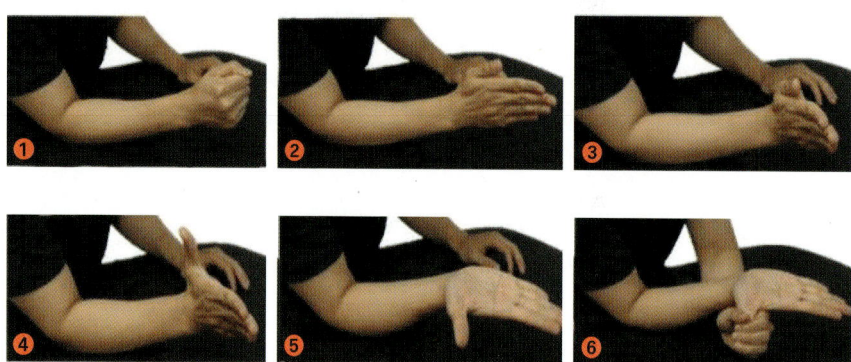

① 탁자에 아픈 손을 기대고 주먹을 쥐었다가 완전히 폅니다.
② 손등을 위로 젖힌 다음, 엄지손가락을 폅니다.
③ 손바닥을 위로 하고(❺번 참조), 반대쪽 손으로 엄지손가락을 잡아 아래로 당깁니다.
④ 12회 3세트 실시합니다.

[손가락 신전 운동]

손목 굴곡근이 뭉치면, 굴곡근과 정반대 기능을 하는 신전근(손가락과 손목을 뒤로 젖히는 근육)이 약해진 경우가 많기 때문에 굴곡근 스트레칭과 함께 신전근을 풀어주는 것이 좋습니다.

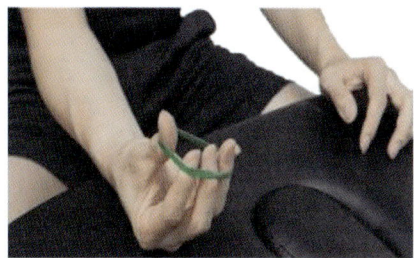 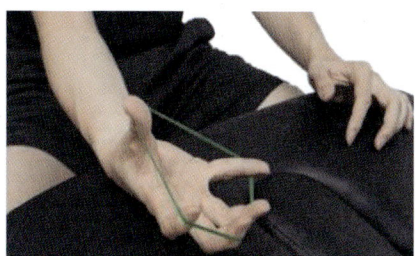

① 의자에 앉아 아픈 쪽 손을 탁자에 기대 손가락 사이에 고무줄을 끼웁니다.
② 다섯 손가락을 펴서 고무줄을 늘입니다.
③ 손가락에 힘을 주면서 천천히 처음 자세로 돌아옵니다.
④ 12회 3세트 실시합니다.

5장

바늘로 손바닥을 찌르는 것 같아요
8 장장근(긴손바닥근)

palmaris longus

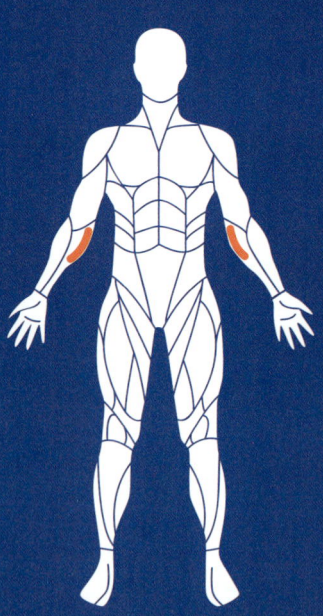

이런 증상이 있습니다!

- 바늘로 손바닥을 찌르는 듯한 통증이 있습니다.
- 손바닥이 찌릿찌릿 저려옵니다.
- 손바닥 압통 때문에 손가락에 힘을 주어야 하는 기구를 잡기가 어렵습니다.
- 드라이버를 돌릴 때 손바닥에 심한 통증이 느껴집니다.
- 손가락에 힘을 주고 밖으로 쫙 펴는 것이 잘 안 됩니다.

장장근 palmaris longus 에 대해 알아봅시다!

장장근(긴손바닥근) 찾기

장장근은 손목 굴곡근의 얕은 곳에 위치하며, 손목을 통과해 손바닥까지 넓게 퍼져있습니다. 어원적으로 볼 때 손바닥(palmaris) + 길다(longus)의 합성어로 순우리말로는 긴손바닥근이라고 합니다. 전체 인구의 약 10~15% 사람에게는 장장근이 존재하지 않는다고 합니다. 엄지, 약지, 새끼손가락을 한데 모아 손목을 몸 쪽으로 당기면 손목에 세로로 긴 힘줄이 튀어 나오는데, 이 같은 힘줄이 나타나지 않는 사람은 장장근이 없는 것입니다.

장장근의 주요 기능은 손목 굴곡(손목을 손바닥 쪽으로 굽힘)을 보조하는 것이나, 장장근이 없다고 해서 손목 기능에 큰 문제는 없습니다. 다만, 인대 수술이나 성형 수술에 장장근이 사용되니 영 쓸모없는 근육은 아니죠.

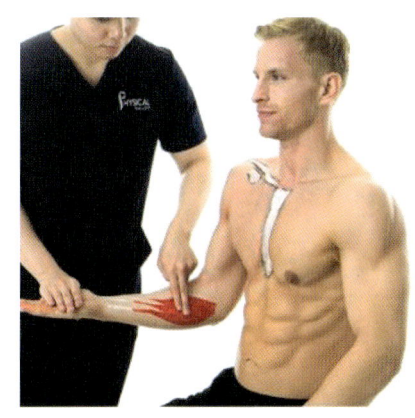

장장근은 어쩌다 뭉치는 걸까요?

- 타이핑이나 필기를 자주 하는 등 손목을 과사용한다.
- 빙판에 넘어지면서 손으로 땅을 짚었다.
- 도구를 이용할 때 지나치게 세게 잡아 손목에 과부하를 주었다.
- 테니스 라켓, 야구공, 골프채 등 손바닥을 압박하는 기구를 자주 사용한다.

장장근에 연결된 통증 부위

장장근에 문제가 생기면 아래팔 안쪽과 손바닥에 통증이 나타납니다. 손바닥이 콕콕 쑤시거나 따끔거리고, 손바닥에 결절(툭 튀어나온 비정상적인 조직)이 생기기도 합니다. 심하면 손을 아예 못 사용하기도 합니다. 장장근이 뭉치면, 손목 가운데를 지나는 정중신경도 뭉치게 되므로 손목뿐만 아니라 손바닥과 손가락까지 아프게 됩니다. 손목터널증후군과 증상이 비슷하지만, 단순히 장장근 긴장인 경우가 많기 때문에 장장근을 잘 풀어주면 이 같은 증상은 금세 사라질 수 있습니다. 다음 쪽에 소개되는 동작이 효과가 있을 것입니다.

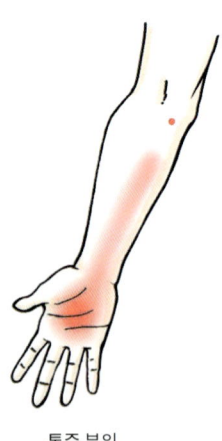

통증 부위

[장장근을 효과적으로 풀어주는 방법]

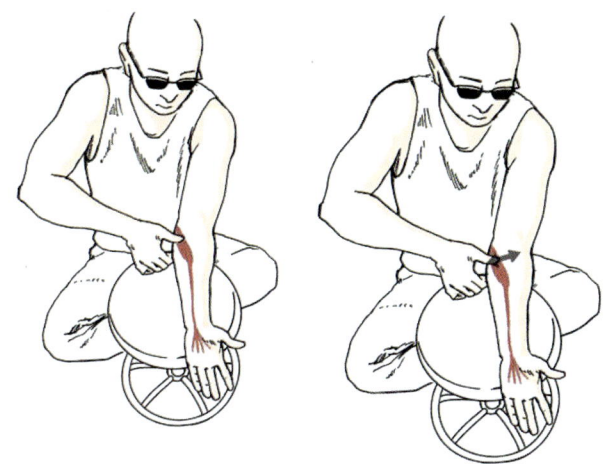

주의
너무 세게 압박하지 말 것!

① 그림처럼 바닥에 편하게 앉아서 의자 위에 문제가 있는 손을 올려놓습니다.
② 반대쪽 엄지손가락으로 팔꿈치 안쪽 부위를 지그시 누르며 좌우로 근육을 풀어줍니다.
③ 딴딴하던 근육이 부드럽게 풀릴 때까지 20초씩 3세트 반복합니다.

→ [정중신경, 수지근 가동술]-96쪽과 [손가락 신전 운동]-97쪽을 병행해주세요.

6장

주먹을 쥐었다 펼 때 손목이 찌릿해요
∞ 손목 신전근(폄근)

wrist extensor

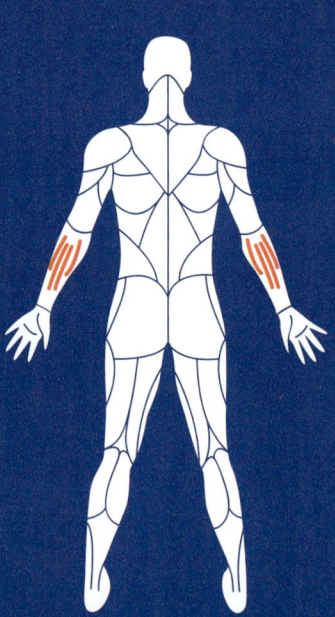

이런 증상이 있습니다!

- 위팔 바깥쪽, 아래팔 상부에 통증이 있습니다.
- 손목과 손등 쪽에도 통증이 느껴집니다.
- 주먹을 쥐었다 펼 때 손바닥이 뻣뻣하고, 아래팔 바깥쪽에 저린감이 있고 찌릿한 통증도 나타납니다.
- 손목뿐만 아니라, 손가락과 팔꿈치에도 통증이 있습니다.
- 문손잡이를 돌릴 때, 드라이버로 나사를 풀고 조일 때, 커피 잔을 들어 커피를 마실 때 악력이 약해져 손에 힘이 풀립니다.

손목 신전근 wrist extensor 에 대해 알아봅시다!

손목 신전근(폄근) 찾기

손목 신전근은 손목을 펴고 굽힐 때 일하는 근육으로 손목 폄근이라고도 합니다. 여러 신전근들이 있는데 여기서는 장요측수근신근(extensor carpi radialis longus, 긴노쪽손목폄근), 척측수근신근(extensor carpi ulnaris, 자쪽손목폄근), 단요측수근신근(extensor carpi radialis brevis, 짧은노쪽손목폄근), 지신근(extensor digitorum, 손가락폄근), 네 가지 근육에 대해 살펴보겠습니다.

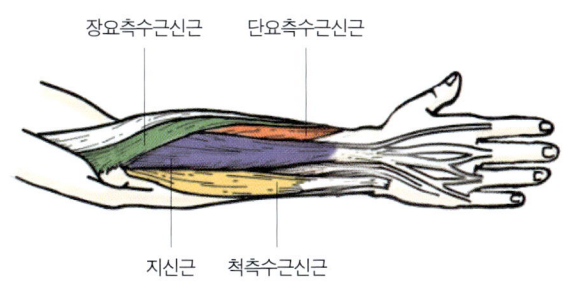

장요측수근신근은 아래팔 등쪽에서 엄지 방향으로 휘어지는 손목 근육입니다. 손목을 펴고 벌리는 기능을 합니다. 척측수근신근은 아래팔 등쪽에서 새끼손가락 방향으로 휘어지며, 손목을 굽히고 안으로 접는 일을 합니다. 단요측수근신근은 팔등에서 가운데손가락으로 이어지는 근육으로 역시 손목의 굽힘에 관여합니다. 지신근은 팔등에서 새끼손가락 끝마디뼈에 이르며, 새끼손가락 관절을 펴는 일을 합니다.

손목 신전근은 어쩌다 뭉치는 걸까요?

- 타이핑이나 필기 등 손목을 반복적으로 과도하게 사용한다.
- 야구, 라켓볼 등 손목 바깥쪽에 힘이 들어가는 스포츠를 한다.
- 설거지, 청소, 빨래 등 평소 안 하던 집안일을 갑자기 많이 한다.

손목 신전근에 연결된 통증 부위

장요측수근신근, 척측수근신근, 단요측수근신근, 지신근 등 네 가지 근육에 의한 통증 부위에는 미세한 차이가 있지만 대체로 팔꿈치, 팔등, 손등, 그리고 손가락에 통증이 나타납니다. 통증 부위는 아래 그림과 같습니다.

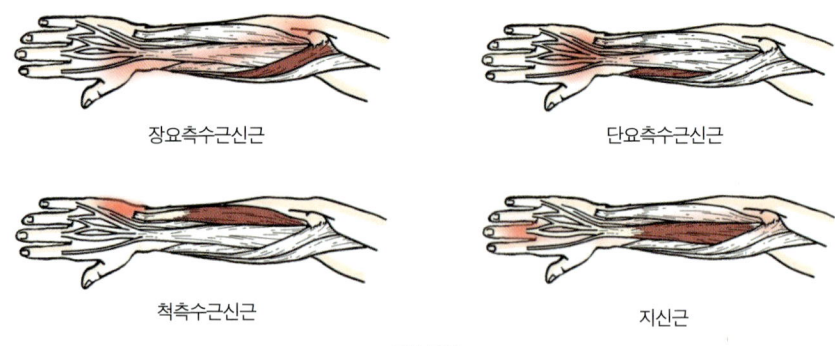

장요측수근신근　　　　　단요측수근신근

척측수근신근　　　　　　지신근

통증 부위

[손목 신전근을 효과적으로 풀어주는 방법]

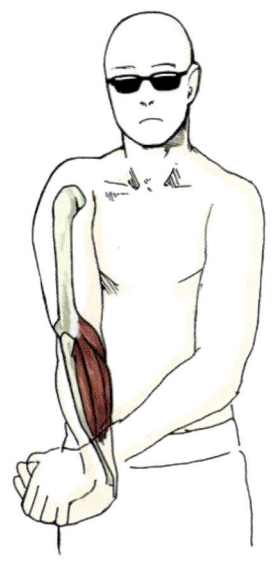

주의
스트레칭 내내 팔꿈치를 펴줄 것!

① 오른손 손바닥을 바닥으로 하고 손목을 안으로 접습니다.
② 왼손 손바닥을 펴서 오른쪽 손등을 잡고, 오른쪽 손목이 최대한 안으로 굽도록 당깁니다. 이때 오른손 팔꿈치를 최대한 펴줍니다.
③ 손목부터 팔꿈치 바깥쪽 부위까지 늘어나는 느낌에 집중하면서 15초씩 3세트 반복합니다.
④ 손을 바꿔 반대쪽으로도 똑같이 해줍니다.

[팔꿈치 근막 스트레칭]

손목 신전근이 뭉치면 팔꿈치 주변 근막도 유착되기 쉽기 때문에 신전근을 풀어주는 동시에, 팔꿈치 근막 스트레칭도 해주는 것이 좋습니다.

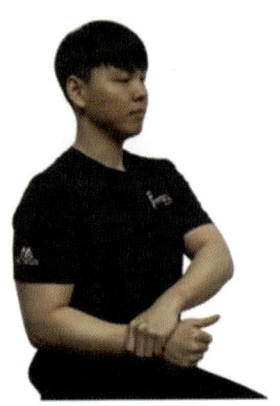 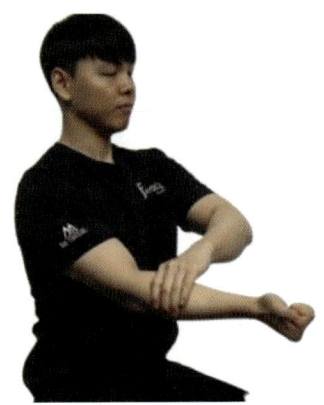

① 의자에 앉아서 아픈 손 손목을 반대쪽 손으로 잡아서 고정합니다. 이때 아픈 손 손바닥은 아래를 향합니다.

② 아픈 손의 팔꿈치를 펴면서 손바닥이 위로 향하도록 뒤집습니다.

③ 반대쪽 손으로 팔꿈치와 아래팔 피부를 부드럽게 쓸어줍니다.

④ 12회씩 3세트 실시합니다.

[신근 근신경 스트레칭]

신전근뿐만 아니라, 근신경계 운동을 병행해주면 근막 긴장이 줄어들면서 신전근도 빠르게 회복될 수 있습니다.

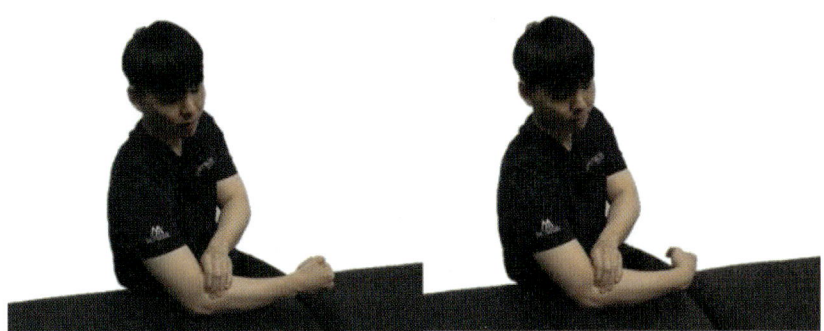

① 탁자에 아픈 손을 기대고 반대쪽 손으로 팔꿈치 바깥쪽을 잡아서 고정합니다.
② 이 상태로 천천히 손목을 굽혔다가 펴줍니다.
③ 12회씩 3세트 반복합니다.

7장

손목을 바깥으로 돌리기가 힘들어요
∞ 원회내근(원엎침근)

pronator teres

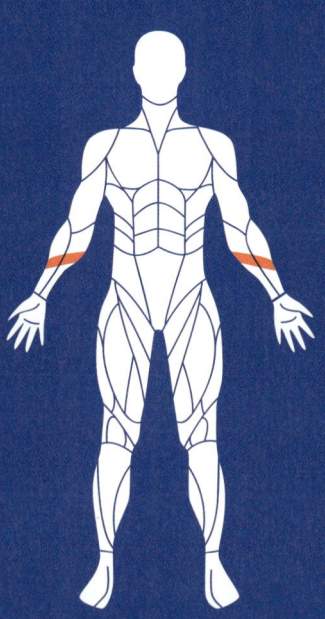

이런 증상이 있습니다!

- 손목을 바깥으로 돌리려고 하면 통증이 밀려옵니다.
- 아래팔 부분에 날카로운 통증이 있습니다.
- 아무 일도 하지 않고 가만히 있을 때 엄지손가락 깊숙이 통증이 느껴집니다.
- 팔꿈치를 완전히 펼 때 엄지 또는 검지에서 저린 증상이 심해집니다.
- 손목을 안으로 접거나 밖으로 젖힐 때, 주먹을 쥘 때 손가락과 손목이 아프고, 때로는 팔꿈치에도 통증이 있습니다.
- 손가락이 저리고 손바닥 엄지 부분의 두툼한 살에 저림 증상이 있습니다.

원회내근 pronator teres 에 대해 알아봅시다!

원회내근(원엎침근) 찾기

원회내근은 아래팔 안쪽에 비스듬히 있는 근육으로, 아래팔의 엎침을 담당하고 있습니다. 아래팔 엎침(회내, pronation)이란 손바닥이 아래를 향하고 엄지가 안쪽으로 오는 것과 같은 움직임을 가리킵니다. 동전을 집을 때, 의자 팔걸이를 밀며 일어날 때의 손바닥 자세를 떠올리면 쉽게 이해됩니다. 순우리말로는 원엎침근입니다.

원회내근은 팔꿈치 안쪽을 지나 팔뼈 가운데로 연결되며, 정중신경이 지나는 곳에 위치합니다. 팔꿈치를 접었을 때 안쪽에 돌출된 부위와 노뼈(손바닥을 위로 향한 자세에서 아래팔에 있는 2개의 뼈 중 바깥쪽 뼈)의 중간 지점에 위치하죠.

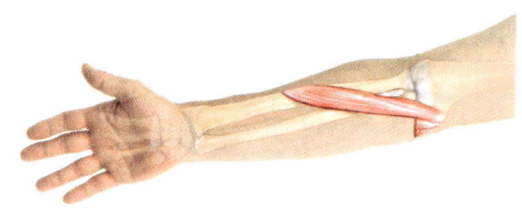

원회내근의 주요 기능은 이름에서 나타나듯 아래팔의 회내, 즉 엎침입니다. 예를 들어, 물을 부을 때, 배구에서 스매시를 날릴 때, 문손잡이를 왼쪽으로 돌릴 때 원회내근이 일을 합니다.

원회내근은 어쩌다 뭉치는 걸까요?

- 특정한 팔 동작을 반복하면서 근육을 과다 사용했다.
- 배구에서 스매시를 강하게 때리는 동작처럼 손목을 급히 세게 돌렸다.
- 무언가를 강하게 쥐고 돌렸다.
- 손가락을 비틀면서 당기는 동작을 반복적으로 했다.
- 겨울철 빙판길에서 손을 짚고 넘어졌다.

원회내근에 연결된 통증 부위

원회내근에 문제가 생기면 엄지손가락을 따라 아래팔 바깥쪽에 통증이 나타나고, 손목 통증이 심할 수 있습니다. 손가락이 저리고 손바닥 감각이 둔해질 수도 있습니다. 손목터널증후군과 증상이 유사하지만, 손바닥 감각이 둔해지는 것은 원회내근 뭉침일 때가 많습니다. 원회내근만 잘 풀어주어도 손목 통증이 해소될 수 있으니, 다음 쪽에 소개하는 동작을 잘 따라 해주시길 바랍니다.

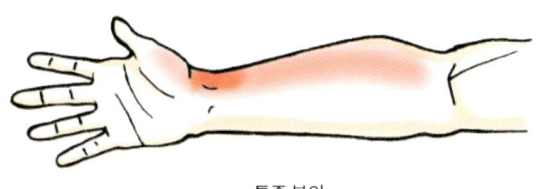

통증 부위

[원회내근을 효과적으로 풀어주는 방법]

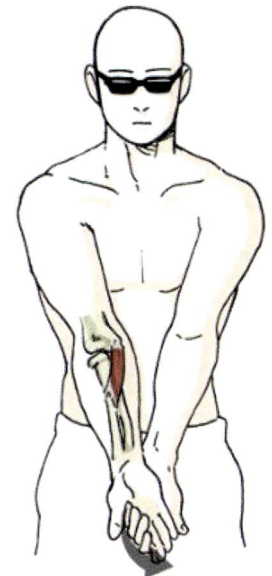

주의
스트레칭 내내 팔꿈치를 '완전히' 펴줄 것

① 선 자세에서 양손을 그림과 같이 앞으로 뻗습니다.
② 아픈 쪽 손바닥을 위로 향하게 하고, 반대 손으로 손등을 감싼 뒤 바깥쪽으로 비틀면서 아픈 쪽 엄지손가락이 바닥 쪽으로 향하도록 합니다.
③ 팔꿈치 안쪽 부위가 늘어나는 느낌에 집중하면서 15초씩 3세트 반복합니다.
④ 반대쪽도 같은 방법으로 똑같이 반복합니다.

→ [정중신경, 수지근 가동술]-96쪽과 [손가락 신전 운동]-97쪽도 병행해주세요.

8장

팔꿈치와 엄지손가락에 통증이 있어요

8 회외근(뒤침근)

supinator

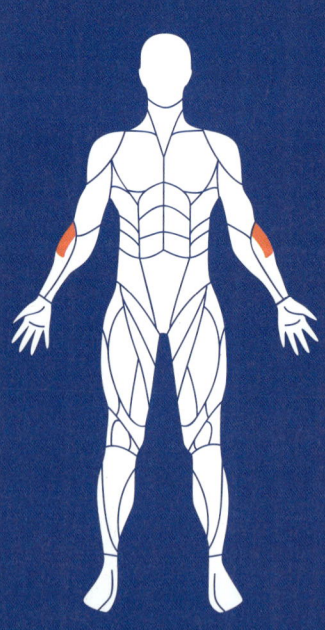

이런 증상이 있습니다!

- 팔꿈치 바깥쪽에 통증이 있습니다.
- 엄지손가락 주변으로 통증이 발생하기도 합니다.
- 손바닥을 천장 쪽으로 뒤집으면서 손목을 돌리면 손목 통증이 더 세집니다.
- 빨래를 비틀어 짤 때 팔꿈치와 엄지손가락 통증이 더 강렬합니다.
- 이 통증 때문에 잠을 설칠 때도 있습니다.

회외근 supinator 에 대해 알아봅시다!

회외근(뒤침근) 찾기

회외근은 팔꿈치 바깥쪽부터 엄지손가락으로 이어지는 라인에 위치합니다. 간단히 팔꿈치 바로 아래에 있다고 보면 됩니다. 원회내근(원엎침근)과 짝을 이루는 근육으로 아래팔 뒤침(회외, supination)을 담당하고 있습니다. 회외근의 기능은 이름에서 드러나듯 아래팔의 '회외' 하나뿐입니다. '회외'란 손바닥을 위로, 엄지는 바깥으로 가는 동작을 가리킵니다. 음식을 섭취할 때, 세수를 할 때의 손바닥 자세를 떠올리면 쉽습니다. 이때 일을 하는 근육이 바로 회외근입니다.

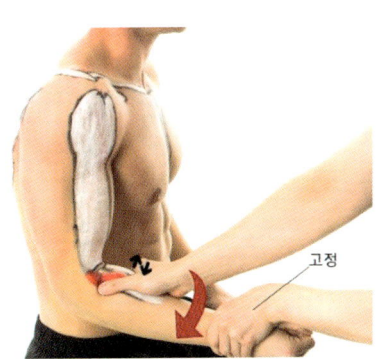

회외근은 어쩌다 뭉치는 걸까요?

- 테니스에서 백핸드 스트로크를 구사할 때 공을 자주 헛친다.
- 팔을 쭉 뻗은 상태에서 무거운 물건을 든다.
- 뻑뻑한 문손잡이를 자주 돌린다.
- 잘 열리지 않는 병뚜껑을 억지로 연다.
- 젖은 빨래를 손으로 비틀어 짠다.
- 다림질을 많이 하고, 온종일 세게 악수를 하며 다닌다.
- 손바닥을 자주 앞뒤로 돌리며 공구를 많이 사용한다.

회외근에 연결된 통증 부위

회외근이 뭉치면, 우선 팔꿈치 바깥쪽에 통증이 나타나고, 이어서 엄지손가락에 통증이 나타납니다. 그림에서 붉은색 부위가 주요 통증 부위입니다. 회외, 즉 손바닥을 위로 하고 엄지손가락을 바깥으로 돌리는 동작을 무리하게 강행할 때 회외근이 뭉칠 수 있습니다. 라켓을 드는 운동 중에서 백핸드 스트로크를 구사할 때 작용하는 근육으로, 문손잡이를 돌릴 때, 드라이버를 돌릴 때 등 손목을 좌우로 움직이는 동작에서 중요한 일을 합니다. 이 근육이 뭉치면 가만히 있는 동안에도 팔꿈치를 비롯한 아래팔과 엄지손가락에 통증이 나타날 수 있습니다.

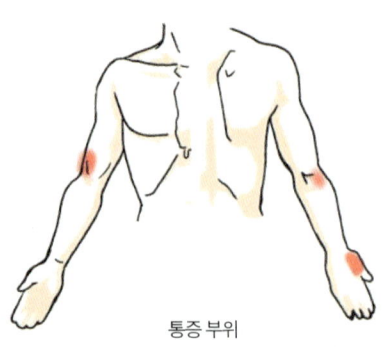

통증 부위

[회외근을 효과적으로 풀어주는 방법]

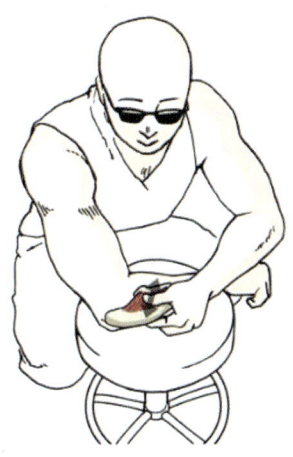
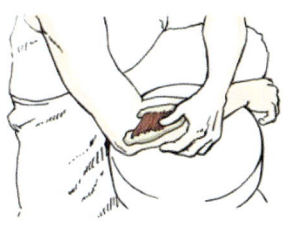
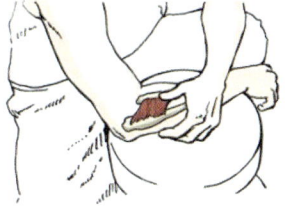

주의

너무 세게 압박하지 말 것!

① 바닥에 편하게 앉아서, 의자 위에 아픈 손을 올려놓되 엄지손가락이 몸 쪽을 향하도록 합니다(의자에 앉아서 탁자 위에 손을 올려놓아도 좋습니다).
② 반대쪽 손으로 팔꿈치 뼈를 찾아서 바로 위에 있는 근육을 부드럽게 위아래로 풀어줍니다.
③ 팽팽하게 긴장된 근육이 부드럽게 풀릴 때까지 20초씩 3세트 반복합니다.
④ 반대쪽도 똑같이 합니다.

[망치 운동]

망치 운동이란 무게 중심이 계속 바뀌도록 물건을 움직이는 운동을 말합니다. 이 운동은 팔꿈치 주변부 근육의 정밀한 콘트롤 능력을 향상시키고 회외근을 정상화시켜 줍니다.

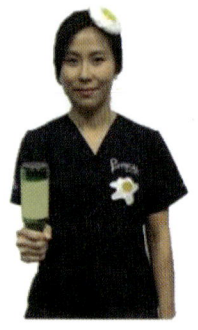 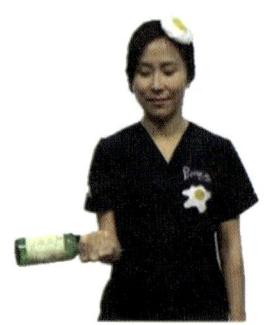

① 의자에 앉아서, 아픈 손으로 소주병이나 망치, 또는 물이 담긴 물병을 잡습니다.
② 팔꿈치를 90정도로 접고 몸통에 붙입니다.
③ 팔꿈치 근육에 힘이 들어오는 것에 집중하면서 천천히 소주병을 바깥쪽으로 돌렸다가 원래 자세로 돌아옵니다.
④ 12회씩 3세트 실시합니다.

→ [팔꿈치 근막 스트레칭]-106쪽, [신근 근신경 스트레칭]-107쪽도 병행해주세요.

9장

물건을 잡을 때마다 팔꿈치가 아파요 ∞ 주근(팔꿈치근)

anconeus

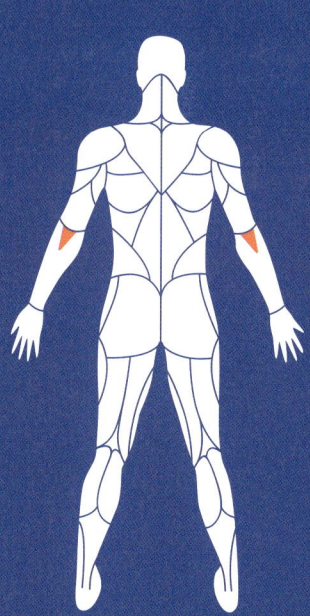

이런 증상이 있습니다!

- 팔꿈치를 펼 때 뼈 소리가 납니다.
- 팔꿈치 뒤 바깥쪽에서 통증이 발생합니다.
- 물건을 잡을 때 팔꿈치에 통증이 몰려와서 어떤 것도 잡기가 어렵습니다.
- 팔꿈치 통증과 더불어 위팔과 어깨에도 통증이 있습니다.
- 팔꿈치 통증과 함께 손가락 저림 증상이 나타납니다.

주근 anconeus에 대해 알아봅시다!

주근(팔꿈치근) 찾기

주근은 팔꿈치 바깥쪽에 삼각형 모양으로 위치하는 근육입니다. 팔꿈치를 펴고 접는 일을 담당합니다. 원어인 'anconeus'는 그리스어로 팔꿈치(ankon)라는 뜻이어서, 순우리말로 팔꿈치근이라고 합니다. 아주 짧은 근육이지만, 팔꿈치 관절을 안정화하고 보호해주는 매우 중요한 일을 맡습니다. 대표적으로, 낚시를 할 때 주근은 아주 많은 일을 합니다. 아래팔을 고정시킨 자세에서 팔꿈치를 곧게 폈을 때 팔꿈치에서 불룩 튀어나온 뼈 부근의 근육이 수축하는데, 바로 그것이 주근에 해당합니다.

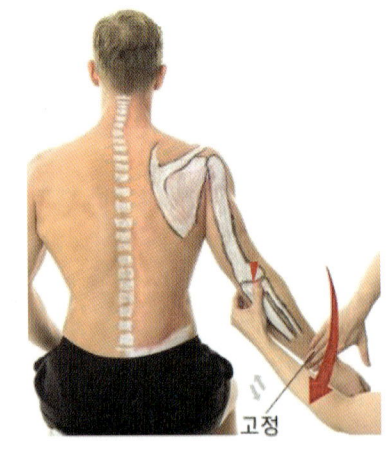
고정

주근은 어쩌다 뭉치는 걸까요?

- 테니스를 치면서 팔꿈치를 과하게 사용했다.
- 악수를 할 때 과도하게 손을 흔들었다.
- 팔꿈치를 접었다 펴는 동작을 자꾸 반복한다.

주근에 연결된 통증 부위

주근은 팔꿈치 후면에 붙은 근육이므로 주요 통증은 팔꿈치에 집중되어 나타납니다. 근육의 크기도 작을뿐더러 작용하는 부위가 짧기 때문에 손상되기가 쉽죠. 팔꿈치를 반복해서 접었다 폈다 하는 동작은 주근에 무리가 될 수 있습니다. 뭉친 주근을 제때 풀어주지 않으면, 위쪽으로는 위팔과 어깨까지 통증이 나타날 수 있으며 아래쪽으로는 손가락 저림 현상도 나타날 수 있습니다.

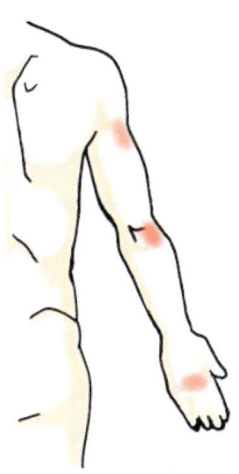

통증 부위

[주근을 효과적으로 풀어주는 방법]

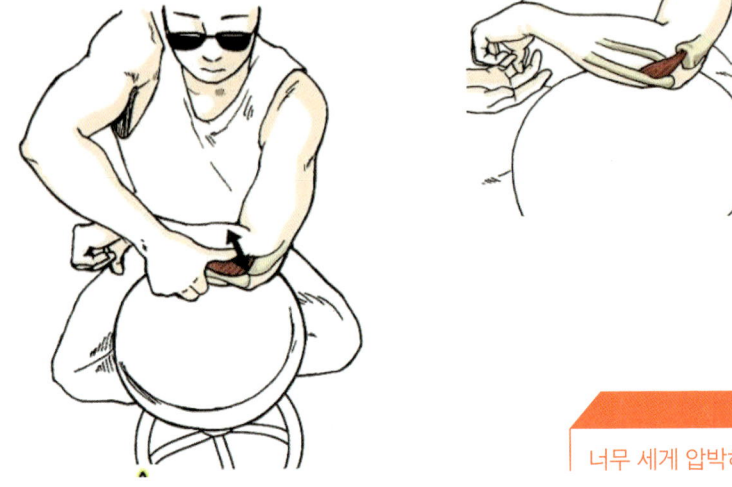

주의
너무 세게 압박하지 말 것!

① 바닥에 편하게 앉아서 아픈 손을 의자 위에 올려놓되, 엄지손가락이 아래를 향하도록 합니다(의자에 앉아서 탁자 위에 손을 올려놓는 것도 괜찮습니다).
② 반대쪽 손으로 팔꿈치 뼈를 찾아서 바로 밑에 있는 근육을 부드럽게 위아래로 풀어줍니다.
③ 팽팽하게 긴장된 근육이 부드럽게 풀릴 때까지 20초씩 3세트 반복합니다.
④ 반대쪽도 똑같이 해줍니다.

[걸레 짜기 운동]

주근을 풀 때 손목 신전근 운동도 같이 해주면 좋습니다. 아래와 같은 걸레 짜기 동작은 손목과 팔꿈치 주변부 근육에 균형이 잡히게 합니다.

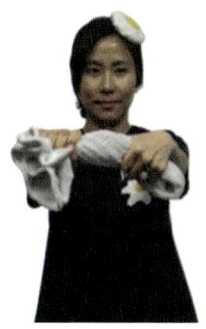 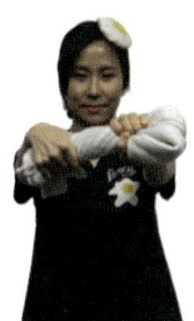

① 의자에 앉아서 수건을 양손으로 잡고 리듬을 타면서 위아래로 쥐어짭니다.
② 이때 손등이 위로 가게 해야 합니다.
③ 12회씩 3세트 실시해주세요.

[회전근개 활성화 운동 B]

회전근개란 어깨 관절을 안정화하기 위한 근육과 힘줄의 조합을 말합니다. 팔꿈치 주변부 신경과 근막을 조이고 늘리는 이 운동을 통해 회전근개가 활성화되면, 주근과 연관된 신경과 근막이 효과적으로 풀립니다.

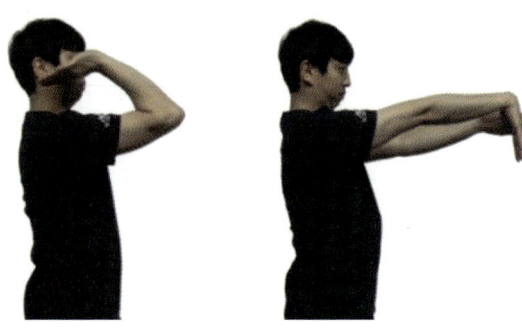

① 마치 농구 선수가 슛을 쏘듯 손바닥이 위를 향하게 해서 손을 위로 올립니다.
② 팔꿈치와 손목을 쫙 펴주면서 반대쪽 손으로 손목을 잡고 늘려줍니다.
③ 다시 원래 자세로 돌아와 똑같이 반복합니다.
④ 아픈 쪽 팔만 12회 3세트 실시합니다.

memo

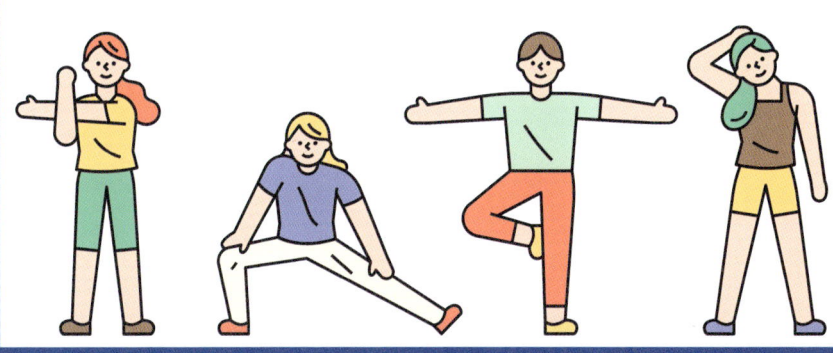

PART

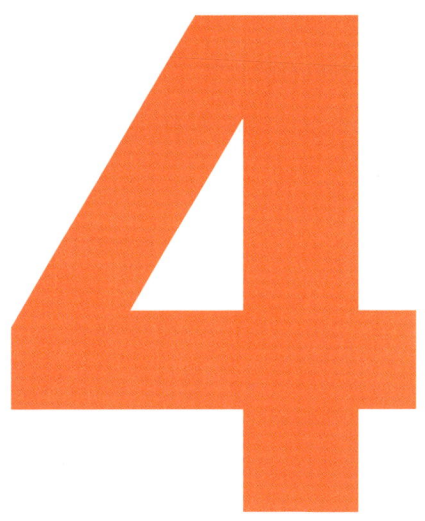

제4부를 이해하기 위한 기본 용어

- **견갑골**: 팔뼈와 몸통을 연결하는, 등 위쪽에 있는 한 쌍의 뼈. 어깨뼈라고도 함.
- **어깨 외전**: 팔을 옆으로 들어 올리는 동작
- **흉골**: 가슴 한복판에 세로로 난 뼈. 가슴뼈, 복장뼈라고도 함.
- **늑골**: 가슴을 구성하는 좌우 열두 쌍의 뼈. 갈비뼈라고도 함.
- **쇄골**: 가슴 위쪽 좌우에 있는 한 쌍의 뼈. 안쪽은 가슴뼈에, 바깥쪽은 어깨뼈에 이어짐.

호흡기를 튼튼하게, 등 & 가슴 강화

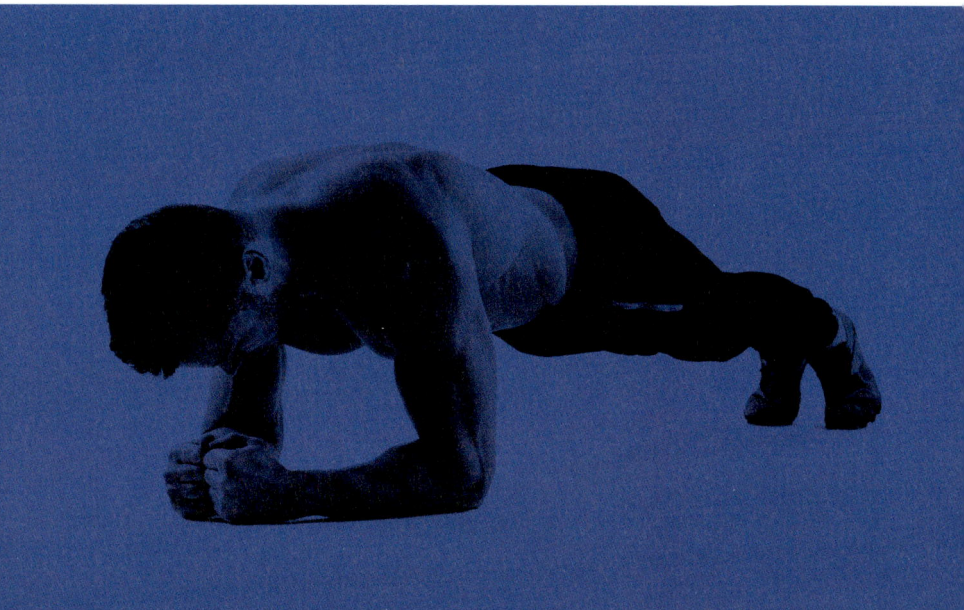

1장

현빈의 '화난 등짝' 만들려다가.. 등허리가 너무 아파요

∞ 광배근(넓은등근)

latissimus dorsi

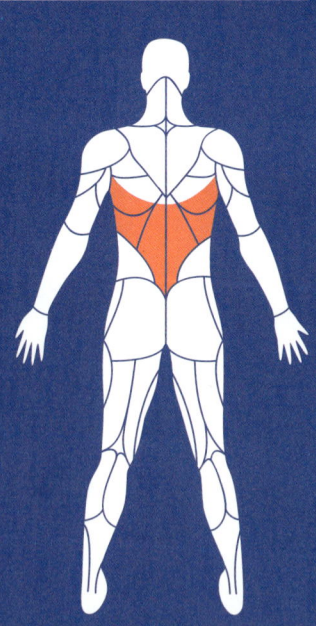

> ### 이런 증상이 있습니다!
>
> - 등과 어깨가 아프고, 위팔과 아래팔에 통증이 있습니다.
> - 팔을 앞으로 나란히 하거나 쭉 뻗으면 통증이 심해집니다.
> - 팔을 Y자 모양으로 벌릴 때 등, 어깨, 목의 통증이 심해집니다.
> - 어떤 스트레칭을 해도 효과가 없고 마사지를 하면 통증이 좀 수그러듭니다.

광배근 latissimus dorsi 에 대해 알아봅시다!

광배근(넓은등근) 찾기

광배근은 등에서 가장 넓은 면적을 차지하는 삼각형 모양의 근육으로 우리 몸에서 가장 큰 3대 근육(나머지는 대흉근, 대퇴근) 중 하나입니다. 가장 넓은(latissimus) 등(dorsi)이라는 뜻으로, 순우리말로는 넓은등근이라 하고, 활배근이라고도 합니다.

운동하는 사람들이라면 이 광배근을 키우려고 많은 노력을 합니다. 시쳇말로 '화난 등짝'은 광배근에 의해 만들어지죠. 광배근은 팔로 무언가를 당기고 던질 때 가장 큰 일을 하는 근육입니다. 대표적으로 매달려 오르기, 무거운 물건 들어 올리기를 꼽을 수 있습니다. 또한 허리의 활동 범위를 넓히고 어깨 동작을 콘트롤하는 데도 도움을 줍니다. 광배근은 체조, 야구, 수영, 테니스, 수영 등의 스포츠 선수들이 발달시켜야 할 대표적인 근육이기도 합니다.

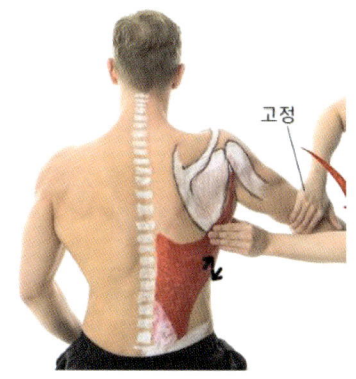

광배근은 어쩌다 뭉치는 걸까요?

- 무거운 물체를 머리 위로 들어 올렸다.
- 팔굽혀펴기, 턱걸이 등을 과하게 했다.
- 공 던지기 동작을 너무 세게 했다.
- 온종일 몸을 숙여 풀을 뽑았다.
- 등이 꽉 조이는 속옷을 장시간 착용했다.
- 잘못된 자세로 광배근 운동을 했다.
- 광배근 운동 전후, 워밍업과 쿨다운을 제대로 하지 않았다.

광배근에 연결된 통증 부위

광배근은 등에서 가장 큰 근육인 만큼, 뭉치면 등과 허리 부근에서 폭넓게 통증이 나타납니다. 통증은 어깨뼈를 따라 어깨 앞뒤로 이어지고, 팔 안쪽을 타고 손가락까지 내려갈 수도 있습니다. 스트레칭과 충분한 휴식으로도 통증이 사라지지 않으면 다음에 소개하는 방법대로 몸을 풀어주세요. 통증이 없어도 이 스트레칭을 자주 해주면 광배근이 튼튼해질 것입니다.

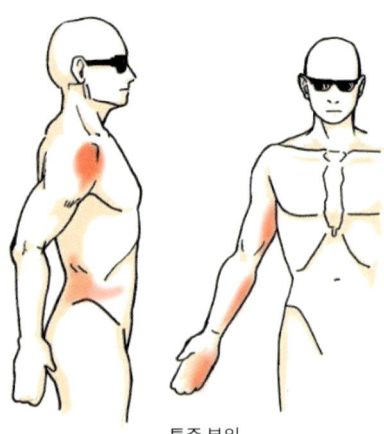

통증 부위

[광배근을 효과적으로 풀어주는 방법]

(1) 서서 하는 방법

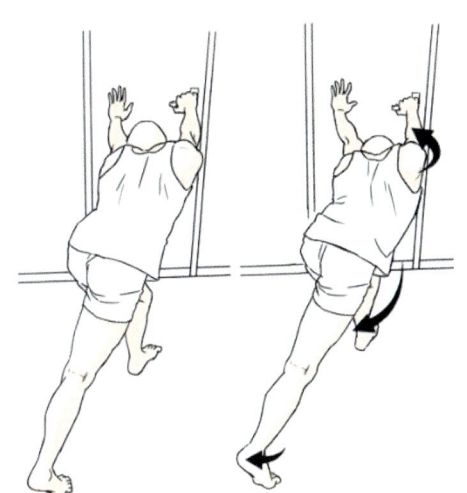

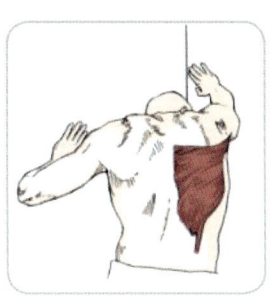

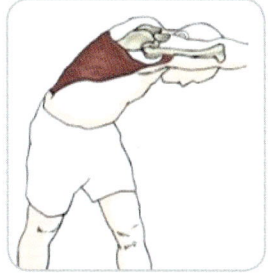

주의
허리디스크가 있다면 절대 금지!

① 오른손으로 문손잡이나 기둥을 잡고, 왼쪽 다리를 앞으로 뻗어 무릎을 굽힙니다. 오른발은 뒤쪽 안쪽으로 쭉 뻗고 발끝을 세웁니다. 왼손도 오른손과 나란히 앞으로 뻗습니다.
② 오른쪽 발목과 오른쪽 골반을 우측 아래로 내리고, 오른쪽 가슴이 천장을 향하도록 몸을 살짝 왼쪽으로 비틉니다.
③ 광배근 부위가 늘어나는 느낌에 최대한 집중하면서 15초씩 3세트 반복합니다.
④ 반대쪽도 똑같이 합니다.

(2) 앉아서 하는 방법

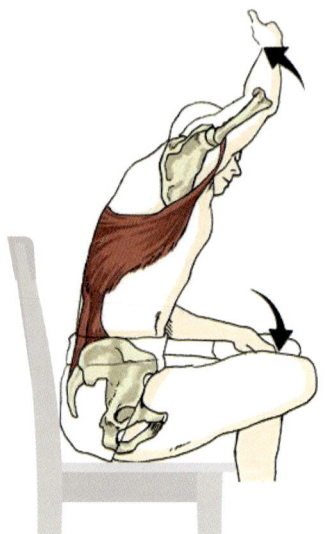

① 의자에 오른발을 왼쪽 다리 위로 꼬아서 앉습니다.
② 왼손으로 오른쪽 다리를 잡아서 골반이 움직이지 않도록 고정시키고, 오른손을 왼쪽 대각선 방향으로 최대한 뻗어서 늘립니다.
③ 광배근 부위가 늘어나는 느낌에 최대한 집중하면서 15초씩 3세트 반복합니다.
④ 팔을 바꿔 반대쪽으로도 똑같이 합니다.

[상지 신전근 운동]

광배근이 뭉친 사람은 등이 굽은 경우가 많고 하부 승모근 기능이 상당히 약해져 있습니다. 따라서 상지 신전근 운동을 병행해주시는 것이 좋습니다.

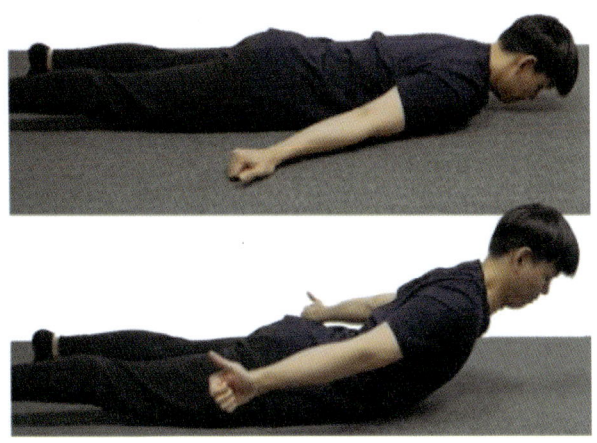

① 매트 위에 엎드려 손등이 위를 향하게 하고 두 팔을 30도 정도 벌립니다.
② 숨을 들이쉬면서 엄지가 천장을 향하도록 팔을 돌리고 날개뼈를 쥐어짜듯 오므립니다. 턱은 살짝 당기고 척추부터 목까지 중립 자세를 유지하세요.
③ 천천히 숨을 내쉬며 ①번 자세로 돌아옵니다.
④ 12회 3세트 실시합니다.

→ [흉근 스트레칭]-17쪽도 병행해주세요.

2장

깊은 숨을 쉬기가 어렵고 날개뼈 안쪽이 뻐근해요

∞

전거근(앞톱니근)

serratus anterior

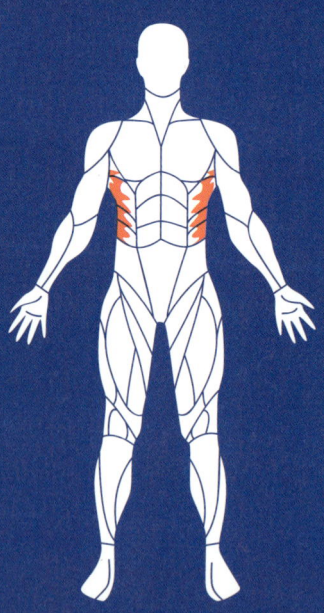

이런 증상이 있습니다!

- 가슴 또는 흉부에 통증이 있습니다.
- 깊은 숨을 쉬기가 어렵습니다.
- 겨드랑이 아랫부분이 민감해지고 뻣뻣해졌습니다.
- 날개뼈 안쪽에서 뭔가 모를 답답한 통증이 나타납니다.
- 등 깊숙한 곳에서 통증이 느껴집니다.

전거근 serratus anterior 에 대해 알아봅시다!

전거근(앞톱니근) 찾기

전거근은 겨드랑이에서 가슴 쪽으로 이어지는 근육입니다. 톱(serra) 모양을 한 앞(anterior) 근육이라는 뜻으로, 순우리말로는 앞톱니근이라고 합니다. 위뒤톱니근(후상거근)과 아래뒤톱니근(후하거근)에 비해 앞쪽에

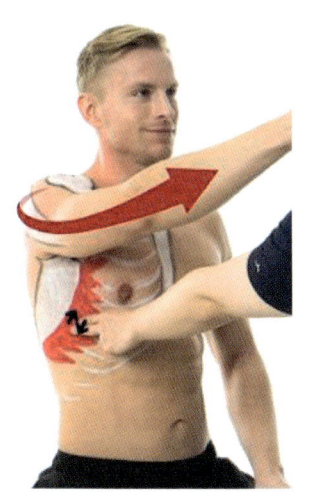

있는 톱니 모양의 근육이라는 뜻입니다. 갈비뼈와 어깨뼈 사이에 있어서 어깨뼈를 안정화시키고, 어깨뼈를 밖으로 돌리고 흉곽에 밀착시키며 앞으로 미는 복합적인 일을 합니다. 전거근은 어깨 재활에서 아주 중요한 근육입니다. 특히 요가와 필라테스의 거꾸로 서는 자세(inversion), 복싱에서 펀치를 지를 때 중요한 일을 합니다.

전거근은 어쩌다 뭉치는 걸까요?

- 수영, 테니스, 무거운 중량 운동을 할 때처럼 어깨뼈(견갑골)를 반복적으로 사용한다.
- 흉식 호흡을 한다.
- 어깨뼈를 고정시키지 않은 채 상체 운동을 한다.

전거근에 연결된 통증 부위

전거근은 갈비뼈에 붙어있어서 어깨뼈를 밖으로 돌리고 흉곽에 밀착시키며 앞으로 미는 일을 합니다. 팔을 들어 올릴 때 선명하게 드러나기 때문에 식스팩과 함께 남성미의 상징으로 여겨지죠. 그래서 운동에 관심 있는 분들은 전거근 운동을 빠트리지 않는 것 같습니다. 어깨뼈 운동에서도 전거근은 필수적인 근육입니다. 전거근이 뭉치거나 약해지면 어깨가 비틀리고, 통증이 유두라인 옆쪽과 팔 안쪽을 타고 내려와 약지와 새끼손가락까지 이어질 수 있습니다.

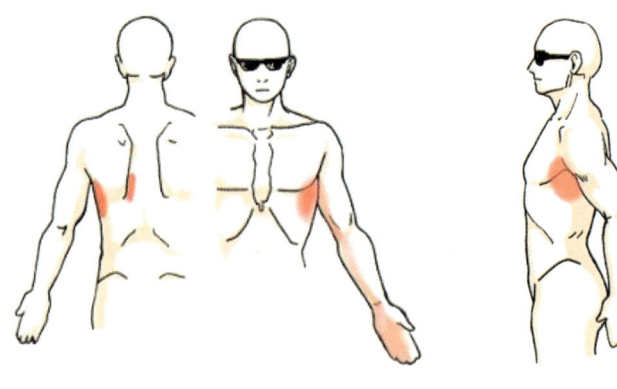

통증 부위

[전거근을 효과적으로 풀어주는 방법]

(1) 바닥에 누워서 하는 법

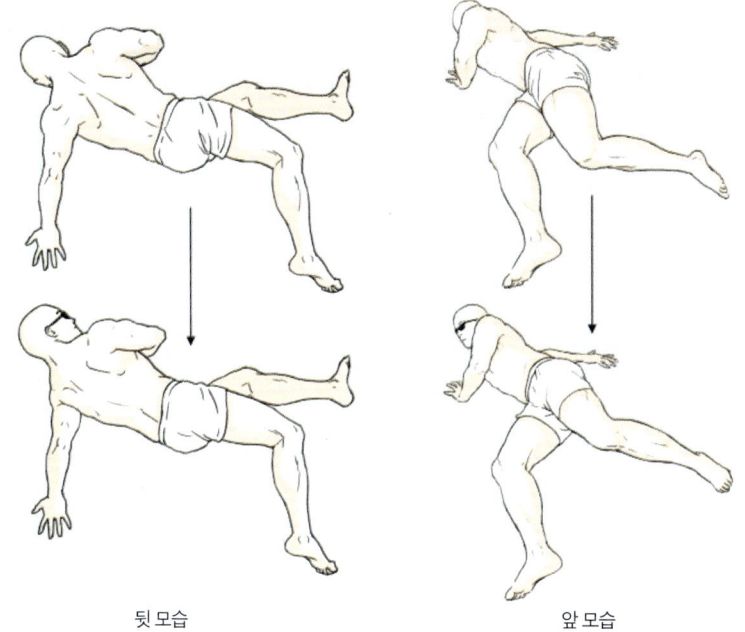

뒷 모습　　　　　　　　　앞 모습

주의
뒤쪽에 놓는 손은 반드시 어깨라인보다 아래에 위치할 것. 어깨가 아픈 사람은 금지!

① 바닥에 누워 왼손을 손등이 위로 오도록 바닥에 붙입니다.
② 왼쪽 무릎을 굽혀서 체중을 지지하고 오른손으로 바닥을 짚으며 몸을 반대쪽으로 밉니다.
③ 갈비뼈 쪽에 있는 근육들이 늘어나는 느낌에 집중하면서 15초씩 3세트 반복합니다.
④ 반대쪽도 똑같이 합니다.

(2) 의자에 앉아서 하는 법

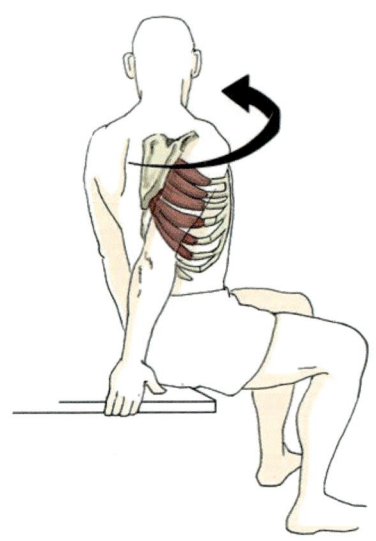

주의
오른쪽 어깨가 앞으로 튀어나오지 않도록!

① 의자에 앉아 오른손으로 의자를 잡아 자세를 고정합니다.
② 몸통을 왼쪽으로 천천히 돌립니다.
③ 전거근 부위가 늘어나는 느낌에 집중하면서 15초씩 3세트 반복합니다.
④ 반대쪽도 똑같이 합니다.

[장흉신경 가동술]

전거근이 뭉치면 전거근을 지배하고 있는 장흉신경 또한 풀어줄 필요가 있습니다.

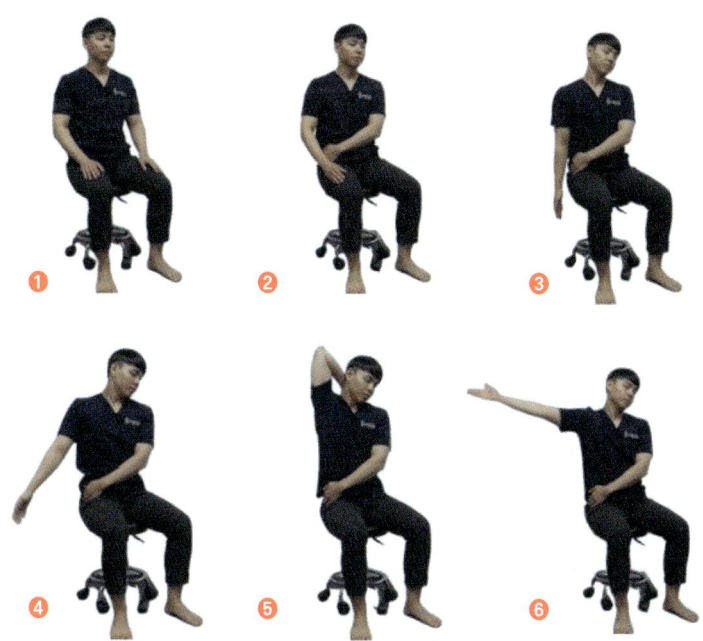

① 의자에 앉아서, ❷번 사진처럼 왼손으로 오른쪽 골반을 잡아 고정시키고 오른손은 최대한 아래로 떨어뜨립니다.

② 목을 왼쪽으로 꺾고, 오른손 손바닥과 팔꿈치를 완전히 편 채로 천천히 어깨를 들어 올리며 뒤쪽으로 가져갑니다(이때 어깨 위쪽과 날개뼈 사이가 늘어나는 느낌에 최대한 집중합니다).

③ 천천히 팔을 떨어뜨립니다.

④ 아픈 쪽만 12회씩 3세트 실시합니다.

→ [스켑션 슈러그]-47쪽도 병행해주세요.

3장

날갯죽지에 담이 걸린 것처럼 등 쪽이 아파요

8 능형근(마름근)

rhomboid

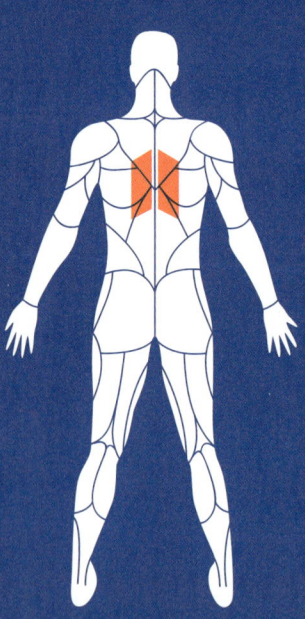

이런 증상이 있습니다!

- 가만히 있는데도 날개뼈와 등 한쪽에 찌르는 듯한 통증이 있습니다.
- 어깨 운동(shrug exercises)을 할 때 목과 등 깊은 곳이 담에 걸리거나 삔 것처럼 몹시 아픕니다.
- 어깨를 움직일 때 뭔가 걸리는 듯한 소리가 납니다.
- 호흡을 할 때 등 쪽에 통증이 있습니다.
- 어깨가 앞으로 굽고 목이 뻣뻣합니다.
- 자고 일어나서 갑자기 고개를 돌리거나 앞으로 내밀 때 통증이 있습니다.

능형근 rhomboid에 대해 알아봅시다!

능형근(마름근) 찾기

능형근은 어깨에서 등으로 이어지는 근육으로, 사진의 붉은색처럼 마름모꼴을 하고 있습니다. 평행사변형이라는 뜻의 원어 'rhombo'에 따라 순우리말로 마름근이라고 합니다. 능형근에는 두 개의 근육이 있는데 작은 것은 소능형근, 큰 것은 대능형근이라 하고 위쪽이 소능형근, 아래쪽이 대능형근입니다. 양쪽 어깨뼈(견갑골)와 척추 사이에 부착되어서 척추와 어깨뼈를 이어주고 어깨뼈를 잘 잡아줌으로써, 어깨를 안정화하고 펴고 접는 데 많은 일을 합니다. 가슴을 펴고 돌리는 데도 능형근이 중요한 일을 합니다.

능형근은 날갯죽지 담과도 관련이 깊습니다. 날갯죽지가 결려서 목과 어깨가

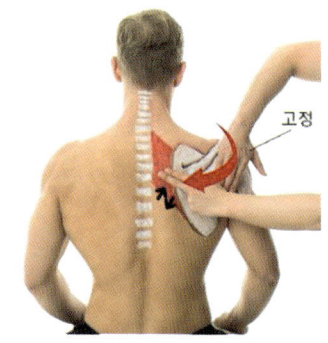

아프고 움직이는 데 불편하다고 호소하는 분들이 많은데, 이런 경우 대체로 능형근에 문제가 있습니다. 특히 스마트폰, 컴퓨터 등 IT 기기를 많이 접하는 젊은 층에서 능형근 통증이 많이 발생할 수 있습니다.

능형근은 어쩌다 뭉치는 걸까요?

- 등이 둥글게 말린 채로 팔을 뻗어 키보드를 장시간 두드린다.
- 등과 목을 굽힌 채로 장시간 스마트폰을 사용한다.
- 팔을 책상에 올린 상태로 장시간 공부한다.
- 장시간 톱질을 한다.
- 팔을 머리 위로 올려 장시간 사용한다.
- 의자에 기대지 않고 구부정한 자세로 오래 앉는다.

능형근에 연결된 통증 부위

능형근은 날개뼈 주변에 있는 근육이므로 능형근이 뭉치면 날갯죽지와 등 쪽에 통증이 생깁니다. 대표적인 증상이 날갯죽지 담입니다. 심하게 아픈 것도 아니고, 어디라고 콕 집을 수도 없지만, 목과 어깨, 그리고 등 쪽 어딘가가 늘 불편합니다. 이런 불편함을 해소해보려고 어깨 운동을 하지만, 오히려 목과 어깨가 삔 것처럼 아플 뿐입니다.
다음 쪽에 나오는 스트레칭은 시술 없이 능형근이 쉽게 풀리는 방법입니다. 능형근 뭉침 현상을 예방하는 데도 좋으니 종종 따라 해주세요.

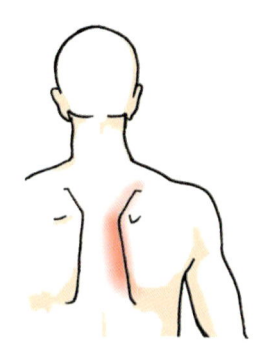

통증 부위

[능형근을 효과적으로 풀어주는 방법]

(1) 벤치에 엎드려서 하는 방법

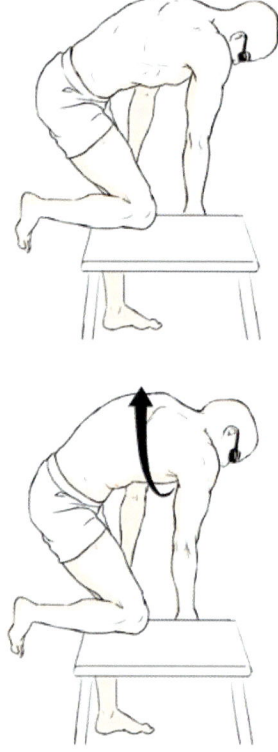

주의
허리가 돌아가지 않도록!

① 탁자 또는 벤치에 오른발과 왼손을 올리고 오른손으로 벤치 왼쪽의 안쪽을 잡습니다.
② 오른쪽 팔꿈치를 완전히 펴서 상체만 오른쪽으로 당깁니다.
③ 왼쪽 날개뼈 안쪽 부위가 늘어나는 느낌에 최대한 집중하면서 15초씩 3세트 반복합니다.
④ 반대쪽도 똑같이 실시합니다.

(2) 벤치에 앉아서 하는 법

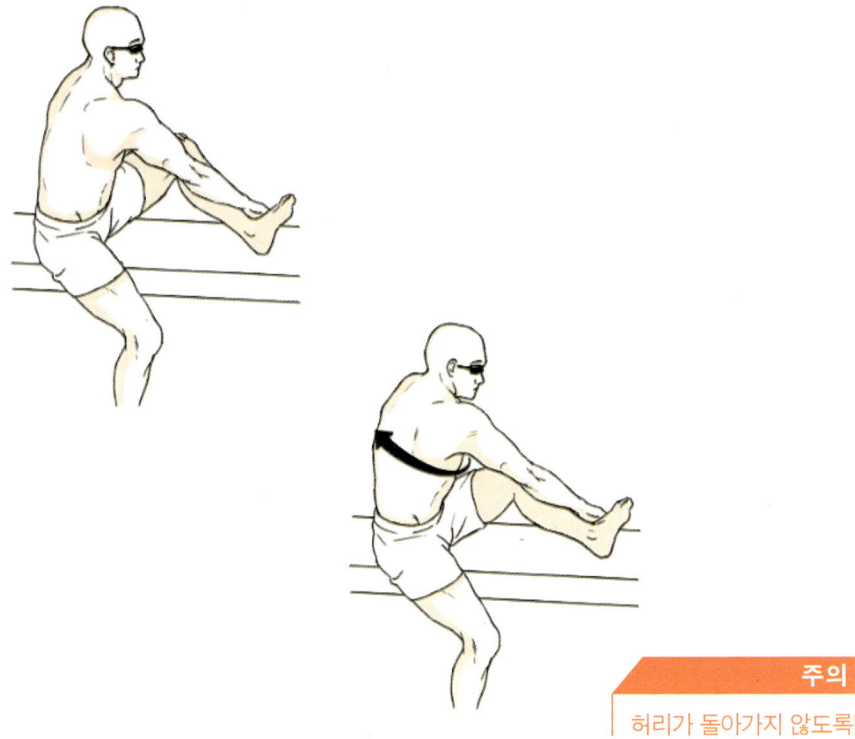

주의
허리가 돌아가지 않도록!

① 벤치에 앉아 왼쪽 다리를 올린 다음, 오른손으로 왼발 바깥쪽을 잡아 고정시킵니다.
② 상체만 오른쪽으로 돌리면서 왼쪽 날개뼈 안쪽을 최대한 늘입니다(이때, 팔꿈치를 굽히거나 다리를 움직여서는 안 됩니다).
③ 날개뼈 안쪽 부위가 늘어나는 느낌에 최대한 집중하면서 15초씩 3세트 반복합니다.
④ 반대쪽도 똑같이 실시합니다.

→ [장흉신경 가동술]-137쪽, [스켑션 슈러그]-47쪽, [상지 신경근 활성화 운동]-62쪽도 병행해주세요.

4장

'갑빠' 키우려고 했을 뿐인데.. 팔이 올라가지 않아요

8 대흉근(큰가슴근)

pectoralis major

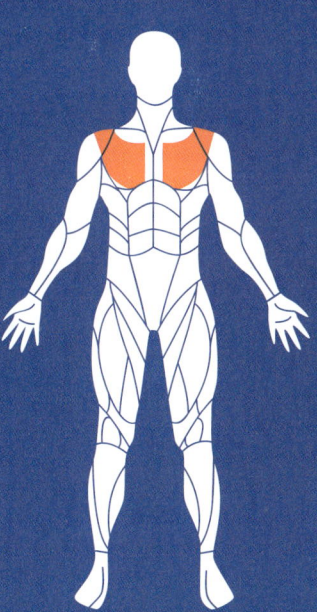

이런 증상이 있습니다!

- 팔을 옆으로 나란히 해서 들어 올릴 때 마지막 30도에서 팔이 올라가지 않습니다.(정상 각도를 180도라 할 때).
- 4~5번째 손가락과 아래팔 안쪽에 통증이 있습니다.
- 어깨와 팔, 손에 저림 현상이 있습니다.
- 가슴 부위에 압박감이 있습니다.
- 어깨를 벌릴 때 통증이 심하고, 잘 움직여지지도 않습니다.

대흉근 pectoralis major 에 대해 알아봅시다!

대흉근(큰가슴근) 찾기

대흉근은 가슴을 덮는 삼각형 모양의 근육으로 순우리말로 큰가슴근이라 합니다. 일명 '갑빠'라고 불리는 근육이죠. 위에서 아래로 차례로 쇄골, 흉골, 늑골 부위에 해당하고, 하단은 복부 섬유와도 연결됩니다. 대흉근의 주요 기능은 팔을 앞으로 모으는 것입니다. 팔로 무언가를 밀거나 던지며, 안으로 모아서 누를 때 어깨와 함께 대흉근이 많은 일을 합니다.

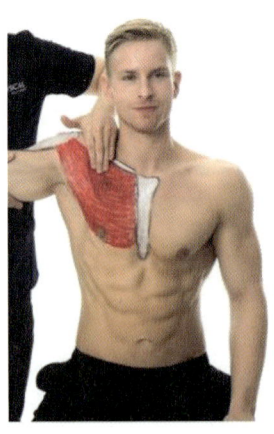

조류처럼 팔을 앞뒤로 마구 흔드는 짐승들에게서 대흉근이 발달합니다. 닭가슴살의 퍽퍽한 식감은 대흉근이 발달한 탓입니다. 닭의 대흉근이 많은 일을 하면서 가슴에 지방이 끼지 않고 순수 단백질에 가깝게 된 것이죠. 직립보행을 하는 사람은 대흉근이 비교적 덜 발달했습니다. 그래서 대흉근을 키우려고 푸시업과 벤치프레스 같은 운동을 합니다.

대흉근은 어쩌다 뭉치는 걸까요?

- 굽은 등(round shoulder)이어서 평소 어깨를 웅크리고 다닌다.
- 어깨가 앞으로 말리고, 머리가 앞쪽으로 쏠린 자세를 오랫동안 지속한다.
- 팔을 앞으로 뻗은 자세로 계속해서 일을 한다.
- 심근경색이 있다.

대흉근에 연결된 통증 부위

대흉근은 앞서 이야기한 것처럼 상, 중, 하로 구분되며 각각 쇄골, 흉골, 늑골에 속합니다. 따라서 통증도 이 세 부위에서 주로 나타납니다. 대흉근에 문제가 생기면 상체 동작에 큰 지장이 발생합니다. 유도, 레슬링 등 상대를 붙잡고 메쳐야 하는 스포츠 선수가 대흉근이 뭉치면 큰 어려움이 생기는 이유입니다. 대흉근 운동을 잘못해서 대흉근이 뭉치면 가슴 부위뿐만 아니라, 아래팔까지 통증이 이어질 수 있습니다.
다음에 소개하는 동작들은 대흉근 뭉침을 풀어주고 예방하는 데 효과가 좋습니다.

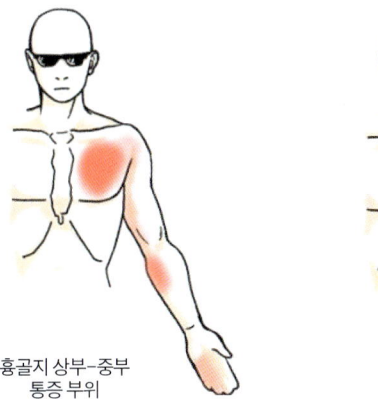
흉골지 상부-중부 통증 부위

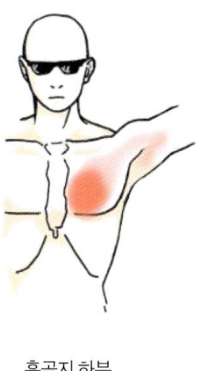
흉골지 하부 통증 부위

[대흉근을 효과적으로 풀어주는 방법]

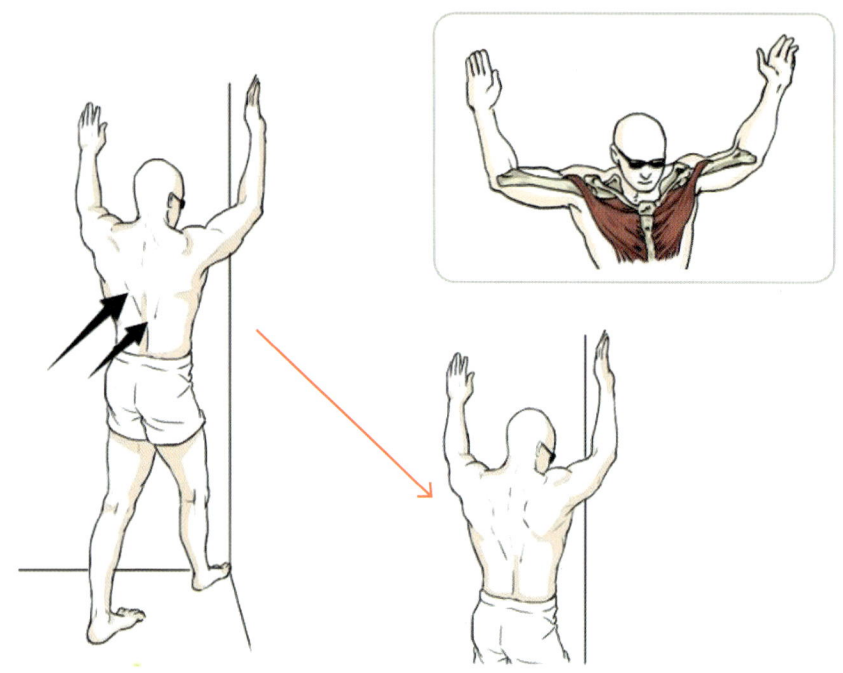

주의
허리가 꺾이지 않게 배에 힘을 줄 것!

① 그림처럼 벽 모서리 앞에 서서, 양손을 120도 정도 위로 올린 다음, 두 발을 앞뒤로 살짝 벌립니다.
② 가슴을 앞으로 내밀어, 몸을 모서리 쪽으로 밀어줍니다.
③ 가슴 근육이 늘어나는 느낌에 최대한 집중하면서 12초씩 3세트 반복합니다.

[전거근 신경근 활성화 운동]

이는 어깨 정상화를 위한 운동으로 회전근개(극상근, 극하근, 견갑하근, 소원근)와 전거근을 활성화시켜 줍니다. 근육 재활 마지막 단계에서는 필수인 운동입니다.

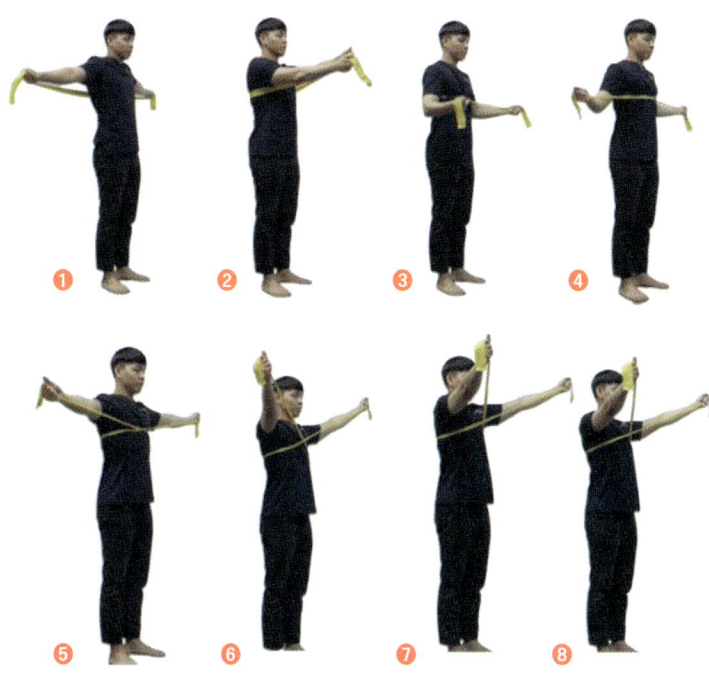

① 두 손으로 세라밴드 양 끝을 잡아 뒤로 넘긴 다음, 두 손을 앞으로 뻗어 서로 반대편 밴드의 끝을 잡습니다(❶~❷번 그림).

② 팔꿈치를 몸에 붙여 팔을 외회전한 다음, 양 팔을 좌우로 쭉 뻗습니다(❸~❺번 그림).

③ 팔꿈치를 완전히 편 상태로 위로 들어 올리되, 두 팔 각도가 약 120도 정도 되게 합니다(❺~❼번 그림).

④ 권투선수가 어깨를 쭉 뻗듯이 날개뼈를 벌린 다음, 천천히 날개뼈에 힘을 빼면서 ❼번 그림으로 돌아옵니다.

⑤ 12회씩 3세트 실시합니다.

[견갑하근 신경근 활성화 운동]

견갑하근(어깨밑근)은 대흉근(큰가슴근)과 유사한 기능을 하므로, 대흉근에 문제가 생기면 대신 일을 합니다. 대흉근에 이상이 생기면 견갑하근도 함께 풀어주어야 할 이유입니다.

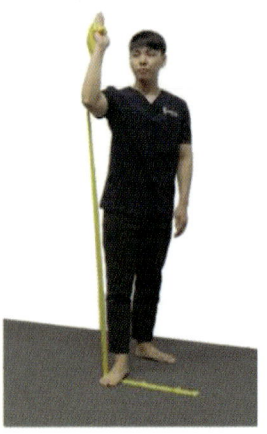 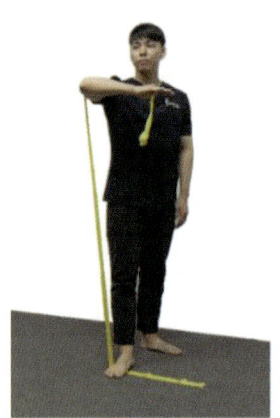

① 세라밴드를 한쪽 발로 밟고 서서, 오른쪽 팔꿈치에 밴드가 기대도록 잡습니다.
② 어깨 각도를 90도로 유지한 채 팔만 천천히 가슴 쪽으로 내립니다.
③ 12회씩 3세트 실시합니다.

→ [스켑션 슈러그]-47쪽도 병행해주세요.

5장

숨 쉬는 게 불편합니다
∞
소흉근(작은가슴근)

---

pectoralis minor

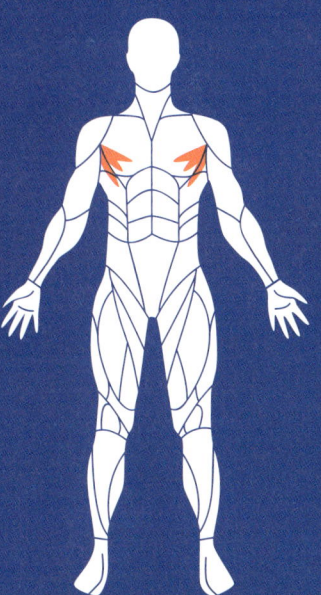

이런 증상이 있습니다!

- 어깨, 특히 삼각근 주위가 아픕니다.
- 가슴 위쪽에 통증이 있습니다.
- 손과 팔에 통증이 있고 저림, 얼얼함이 느껴집니다.
- 숨 쉬는 게 불편합니다.

소흉근 pectoralis minor 에 대해 알아봅시다!

소흉근(작은가슴근) 찾기

소흉근은 대흉근(큰가슴근) 안쪽에 있는 가슴 근육입니다. 순우리말로는 작은가슴근이라고 합니다. 세 가닥의 부채꼴 모양을 하고 있으며, 주로 하는 일은 어깨뼈를 가슴에 고정시키고 안정화시키는 것입니다. 소흉근은 호흡에도 관여하며 어깨를 앞으로 기울일 때도 일하는데, 이를 전문용어로 말하면 견갑골의 전방경사라고 합니다. 특히 팔 아래쪽 움직임에 의해 손상되기 쉬운 근육입니다. 또한 소흉근은 굽은 등(round shoulder)의 주범으로도 알려져 있습니다.

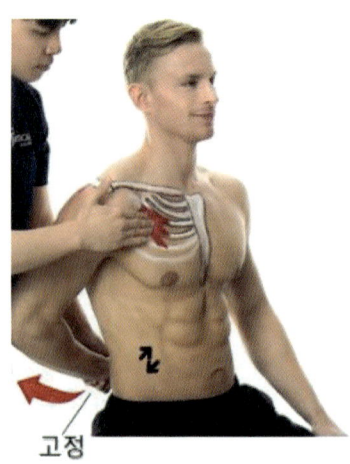
고정

소흉근은 어쩌다 뭉치는 걸까요?

- 평상시에 구부정한 자세로 장시간 책상에 앉아 작업을 한다.
- 평소에 흉식 호흡을 한다.
- 굽은 등(round shoulder) 증상이 있다.
- 가슴 부위에 외상이 있다.
- 목발을 장기간 사용했다.
- 어깨에 메는 무거운 배낭을 손으로 들고 다닌다.

소흉근에 연결된 통증 부위

소흉근은 가슴 근육이면서 어깨뼈를 가슴에 고정시키는 일을 합니다. 따라서 소흉근이 긴장되고 뭉치면 통증은 주로 어깨와 가슴에 나타납니다. 그림에서 붉은색 부위가 바로 그렇습니다. 또 소흉근 밑으로는 많은 신경, 정맥, 동맥 등이 지나가므로 소흉근에 문제가 생기면 신경이 눌려서 아래팔로 통증이 이어지고 팔 저림, 손가락 저림 현상이 동반될 수 있습니다. 소흉근은 굽은 등(round shoulder)의 주 원인으로도 알려지는데, 소흉근이 짧아져 어깨뼈가 앞으로 기울어지면서 등이 굽은 형태가 되는 것입니다.

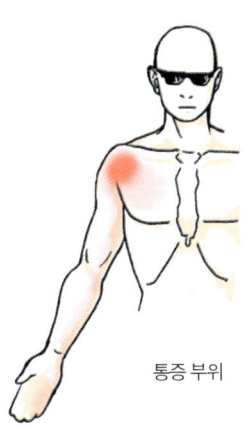

통증 부위

[소흉근을 효과적으로 풀어주는 방법]

(1) 서서 하는 방법

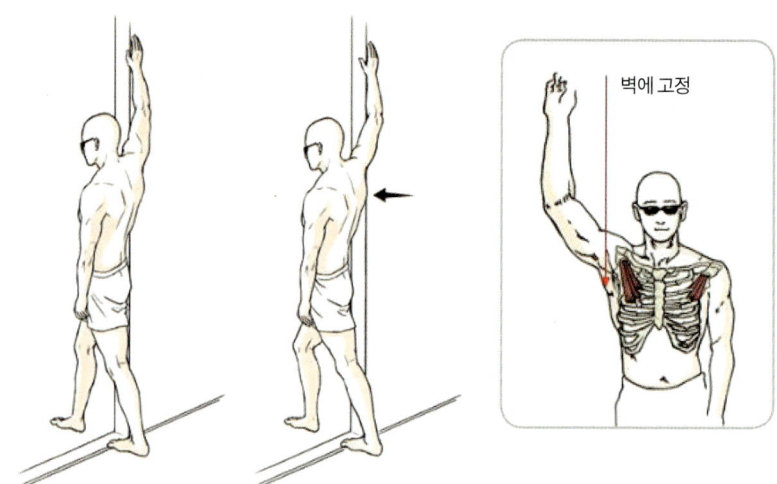

주의
상체가 반대쪽으로 회전되지 않도록!

① 벽 모서리 앞에 서서 팔을 120도 정도 벌려 위로 올립니다.
② 우측 그림에서 빨간 화살표로 표시한 부분까지 팔을 완전히 벽에 밀착시킵니다.
③ 천천히 상체를 내밀면서, 몸 전체를 앞으로 이동시킵니다.
④ 소흉근 부위가 늘어나는 느낌에 집중하면서 15초씩 3세트 반복합니다.

(2) 의자에 앉아서 하는 방법

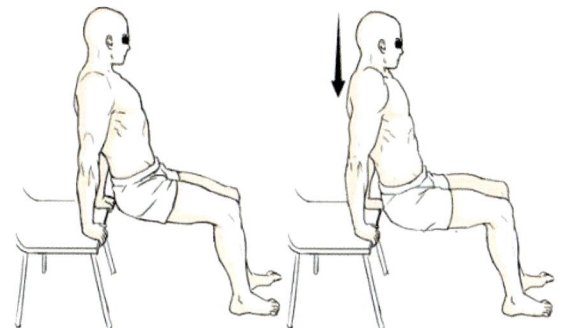
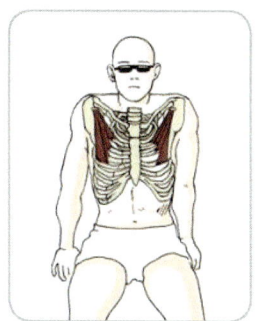

주의
무릎과 고관절의 각도는 약 90도 유지!

① 그림과 같이 양손을 뒤로 돌려 의자를 잡고 의자 밖에서 앉는 자세를 취합니다(이때 의자는 무릎 각도가 90도 정도 나오는 높이여야 합니다).
② 날개뼈에 힘을 쫙 빼서 어깨를 으쓱합니다.
③ 가슴 근육이 늘어나는 느낌에 집중하면서 15초씩 3세트 반복합니다.

[사각근 셀프 마사지]

소흉근이 뭉치면 그 사이를 지나는 신경들이 눌리면서 각종 증상이 나타납니다. 따라서 소흉근이 뭉칠 때는 사각근 마사지를 병행해주는 게 좋습니다.

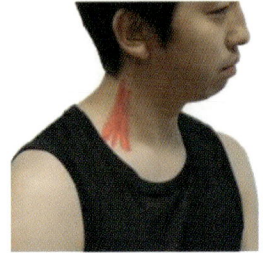 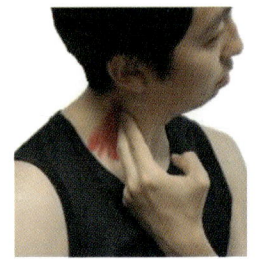 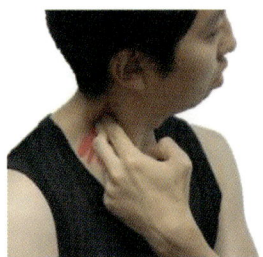

① 의자에 앉아서 목을 옆으로 천천히 돌립니다.
② 그때 대각선 방향으로 튀어나오는 근육 바로 안쪽이 사각근인데, 이를 만집니다(사각근은 다른 근육들과 달리 촉감이 팽팽한 줄 같습니다).
③ 사각근 위아래를 0.5cm 깊이로 누르면서 살살 풀어줍니다.
④ 아픈 쪽만 30초씩 3세트 실시합니다.

[전거근 활성화 운동]

가슴 근육이 뭉치면 전거근도 약해질 수 있으므로 소흉근 스트레칭과 함께 이 운동을 병행해주세요. 가슴 근육의 긴장도가 크게 줄어들 것입니다.

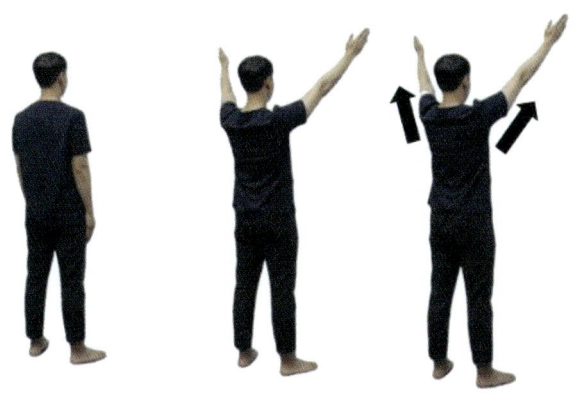

① 두 발을 어깨너비로 벌리고 서서 두 손을 120정도 올립니다(약간 사선 방향으로 올려서 뒤에서 보았을 때 Y자가 되면 좋습니다).
② 두 손을 앞으로 쭉 뻗으며 어깨를 으쓱합니다.
③ 2초 정도 버텼다가 천천히 어깨를 내립니다.
④ 30초씩 3세트 실시합니다.

→ [복식 호흡]-32쪽, [장흉신경 가동술]-137쪽을 해주세요.

6장

가슴이 답답한 게 화병 같아요
∞
흉골근(복장근)

sternalis

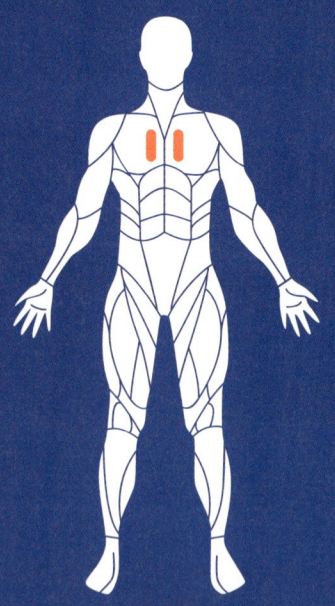

이런 증상이 있습니다!

- 어떤 동작을 할 때 어딘지는 잘 모르겠고 그냥 가슴 깊숙한 곳이 아픕니다.
- 가슴 전체가 아프고 가슴을 쥐어짜는 듯한 통증이 있습니다.
- 어깨 앞쪽, 위팔 안쪽, 안쪽 팔꿈치에도 통증이 나타납니다.
- 스트레스를 받으면 통증이 더 심해지고, 가슴 한가운데가 꽉 막혀 답답한 느낌입니다.

흉골근sternalis에 대해 알아봅시다!

흉골근(복장근) 찾기

흉골근은 가슴 한복판의 복장뼈(sternum) 부위에 있는 가슴 근육입니다. 좌우로는 대흉근에, 아래로는 복직근(배근육)에 붙어 있어서, 이들 근육과 협력해 일을 하죠. 단독적인 기능은 아직 보고된 바 없고, 대흉근의 일종이거나 복근의 변형으로 보기도 합니다. 인구의 7~8% 정도는 흉골근이 없는 것으로 나타납니다. 극심한 스트레스(일명 화병)를 받을 때 가슴 깊숙한 곳이 아프다고 호소하는데, 그 통증 부위가 바로 흉골근에 해당합니다.

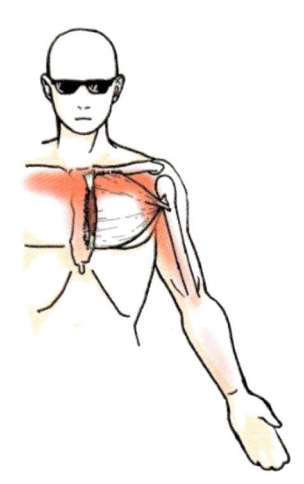

흉골근은 어쩌다 뭉치는 걸까요?

- 대흉근이 뭉칠 때 같이 뭉칠 수 있다.
- 스트레스나 화가 많이 나서 그럴 수 있다.
- 급성심근경색, 협심증을 앓은 적이 있다.
- 흉골 부위에 외상이 있다.

흉골근에 연결된 통증 부위

흉골근은 단독으로 일하지 않고 대흉근, 복직근과 함께 협력하므로 흉골근이 뭉치면 대흉근 뭉침 증상과 비슷한 양상으로 나타납니다. 그림처럼 통증은 흉골 상부 좌우에 걸쳐 나타나고, 심할 시 흉골 상부를 지나 어깨를 타고 내려가 팔 안쪽까지 이어지기도 합니다. 흔히 화병이라고 하는 가슴 통증의 원인으로, 가슴이 전반적으로 답답한 느낌이 수반됩니다. 간혹 체증이 있기도 하고, 심장 문제처럼 느껴지기도 하는데, 다음 쪽에 나오는 동작을 통해 비교적 간단히 해결될 수 있습니다.

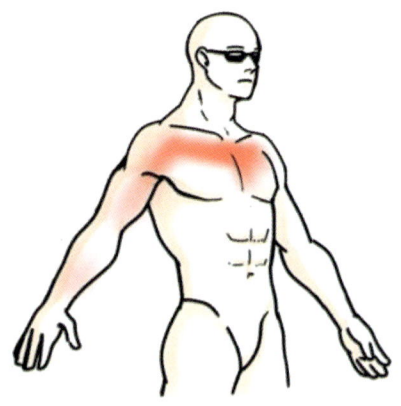

통증 부위

[흉골근을 효과적으로 풀어주는 방법]

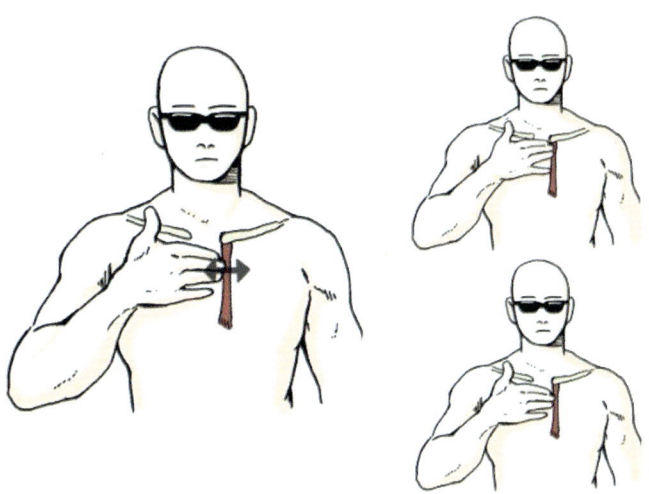

주의
너무 세게 압박하지 말 것!

① 의자에 앉아서 위의 그림처럼 손으로 흉골근을 찾습니다.
② 둘째, 셋째손가락을 이용해 좌우로 부드럽게 문질문질 합니다.
③ 어느 정도 긴장이 풀렸다고 느껴지면, 조금 위쪽과 아래쪽까지 전부 풀어 줍니다.

→ [흉근 스트레칭]-17쪽과 [소흉근 마사지]-18쪽도 병행해주세요.

7장

운전을 많이 하는데 쇄골이 너무 아파요

∞ 쇄골하근(빗장밑근)

subclavius

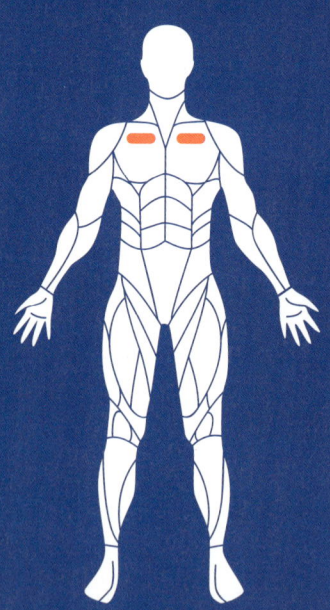

이런 증상이 있습니다!

- 쇄골 아래쪽이 따끔거리듯이 아픕니다.
- 쇄골만 아픈 게 아니라, 통증이 위팔 앞쪽을 따라 아래로 내려가기도 합니다.
- 엄지, 검지, 중지에 통증이 있습니다.
- 손등과 손바닥에도 통증이 있습니다.

쇄골하근 subclavius 에 대해 알아봅시다!

쇄골하근(빗장밑근) 찾기

쇄골하근은 제1늑골(갈비뼈)과 쇄골 밑면에 붙어있는 근육입니다. 쇄골의 몸쪽 부분 움푹 패인 곳에 있습니다. 순우리말로는 빗장밑근이라고 하는데 빗장, 즉 열쇠(clavis) 아래쪽(sub)에 있다는 뜻입니다. 가로로 긴 쇄골이 마치 열쇠 모양 같다는 것입니다. 쇄골을 고정시키고 어깨를 앞쪽, 아래쪽으로 당겨주는 역할을 하죠. 쉽게 말해 어깨를 굽힐 때 많은 일을 하는 것이 쇄골하근입니다. 대흉근과 더불어 어깨를 구부정하게 하는 원인으로 꼽히는 근육이며, 웅크린 자세를 자주 하는 사람들에게서 쇄골하근 뭉침 현상이 많이 나타납니다.

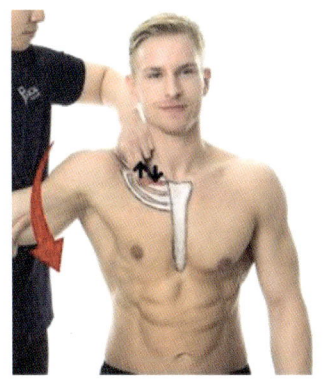

쇄골하근은 어쩌다 뭉치는 걸까요?

- 어깨가 앞쪽으로 휘어진 체형이다.
- 구부정한 자세로 장시간 데스크 업무를 한다.
- 운전을 많이 한다.
- 춥다고 어깨를 웅크린다.

쇄골하근에 연결된 통증 부위

쇄골하근이 뭉치면 우선 쇄골 하부가 따끔거리기 시작합니다. 위팔 안쪽을 따라 이두근과 아래팔 상부로 통증이 내려오고, 심하면 엄지부터 가운데손가락까지 아플 수 있습니다. 굽은 등, 굽은 어깨, 거북목, 일자목, 호흡 장애, 처진어깨 증후군, 흉곽탈출 증후군 등은 쇄골하근과 관련돼 빈번하게 나타나는 증상들입니다. 다음 쪽에 소개되는 간단한 동작들로 뭉친 쇄골하근을 관리하시기 바랍니다.

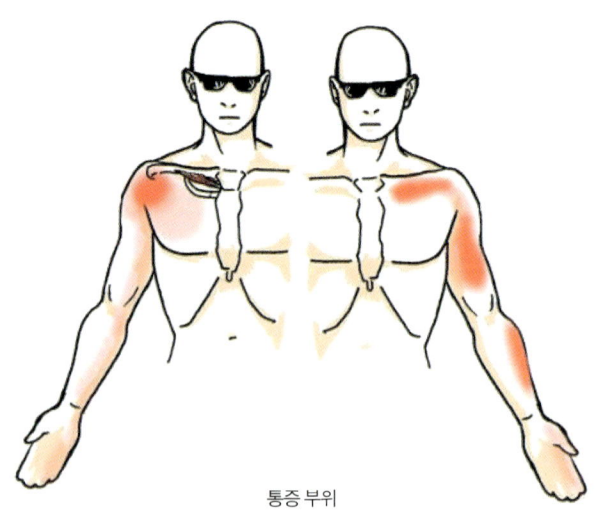

통증 부위

[**쇄골하근을 효과적으로 풀어주는 방법**]

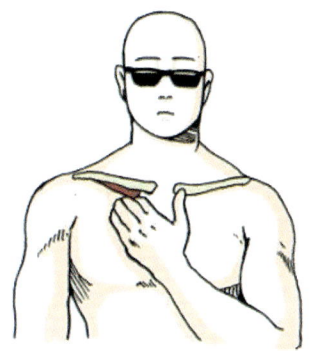 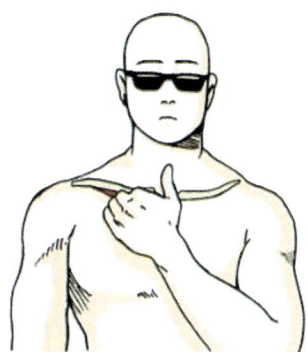

주의
너무 세게 누르지 말 것!

① 의자에 앉아서 손으로 쇄골 부위를 찾습니다. 쇄골에서 몸쪽으로 바로 아래 움푹 패인 곳에 쇄골하근이 있습니다.
② 이 부분을 부드럽게 누릅니다.
③ 약 0.5cm 정도 지그시 누르다가 쇄골 바깥쪽부터 안쪽까지 조금씩 전부 문질문질 해줍니다.

→ [흉근 스트레칭]-17쪽과 [소흉근 마사지]-18쪽도 병행해주세요.

PART 5

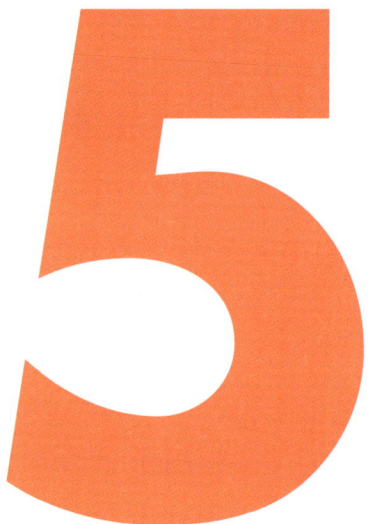

제5부를 이해하기 위한 기본 용어

- **척추의 굴곡(flexion)**: 허리를 앞으로 굽히는 동작.
- **척추의 신전(extension)**: 허리를 뒤로 젖히는 동작.
- **척추의 회전(rotation)**: 허리를 고정시킨 채 몸통을 좌우로 돌리는 동작.
- **척추의 측면 굴곡(lateral flexion)**: 허리를 좌우로 굽히는 동작.
- **고관절**: 골반 가장자리, 사타구니 부위 양쪽에 하나씩 있는 관절. 엉덩관절이라고도 함.
- **고관절 굴곡(굽힘)**: 다리 들어 올리며 고관절을 앞으로 굽히는 동작.
- **고관절 외전**: 다리를 바깥으로 돌리며 고관절을 밖으로 돌리는 동작.

뭐니 뭐니 해도 코어 근육, 허리 & 골반

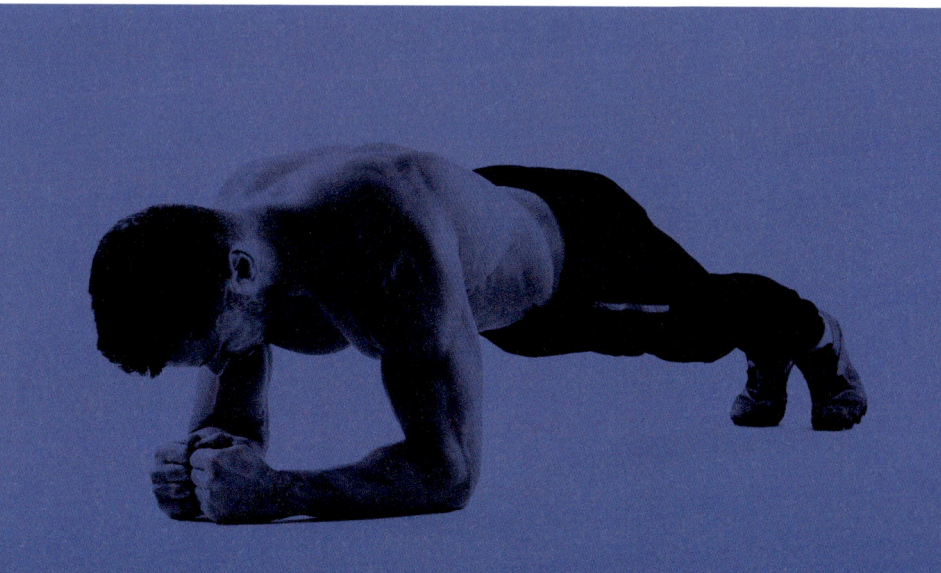

1장

허리가 아파서 신발끈 풀기도 힘이 듭니다

∞ 척추기립근(척주세움근)

erector spinae

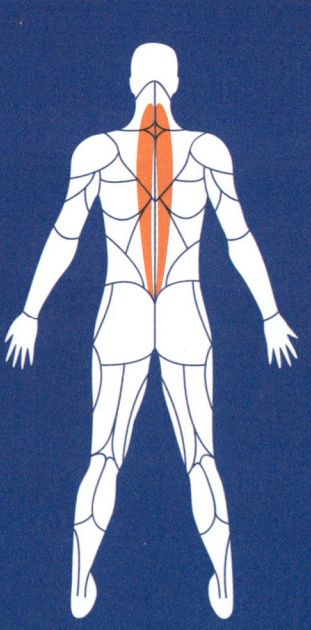

이런 증상이 있습니다!

- 오래 앉아있기가 어렵고 계속 등허리가 답답한 느낌이 듭니다.
- 등, 엉덩이, 배 부분에 통증이 있습니다.
- 일어나서 허리를 굽히는 게 힘듭니다.
- 의자에 앉고 설 때, 신발을 신고 벗을 때 등허리에 통증이 몰려옵니다.

척추기립근 erector spinae 에 대해 알아봅시다!

척추기립근(척주세움근) 찾기

척추기립근은 등에 있으며 우리 몸의 기둥인 척추를 세우는 중요한 근육입니다. 순우리말로 척주세움근이라고 하는데 척추뼈들(spinae)의 기둥을 세우는(erector) 일련의 근육이라는 뜻입니다. 척추기립근에 속하는 근육들은 장늑근(엉덩갈비근, iliocostalis), 최장근(가장긴근, longissimus), 극근(가시근, spinalis)류로 분류하고 있습니다. 위로는 목까지 뻗어있고, 아래로는 허리와 골반에 이르는 긴 근육입니다. 척추를 곧게 잡아주는 코어 근육이자 허리 기능에 매우 중요한 근육으로, 척추의 외측 굴곡과 신전, 회전 등을 돕습니다.

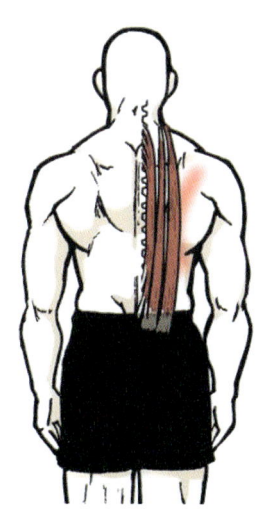

척추기립근은 어쩌다 뭉치는 걸까요?

- 한 자세를 장시간 지속한다.
- 평소 운동 부족이다.
- 장시간 비행기를 탄다.
- 의자 등받이에 기대지 않고 오래 앉는다.

척추기립근에 연결된 통증 부위

앞서도 보았지만, 척추기립근은 목에서 골반까지 비교적 넓고 길게 분포된 근육입니다. 따라서 척추기립근이 뭉치면 어깨부터 시작해 허리와 골반에 이르기까지 비교적 넓은 부위에서 통증이 발생합니다. 보통 '허리가 아프다'고 하는데 정확하게는 척추기립근이 뭉친 것입니다. 허리가 아프면 등허리부터 목덜미까지 긴장되고 뻣뻣해집니다. 골반 틀어짐과 허리 긴장은 목에까지 영향을 끼칠 수 있으므로 척추기립근 뭉침 현상은 바로바로 풀어주는 게 좋습니다.
뒤이어 소개하는 동작들을 통해 허리 건강을 지키기를 바랍니다.

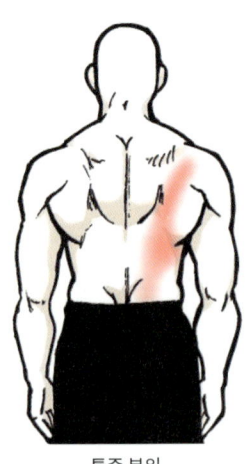

통증 부위

[척추기립근을 효과적으로 풀어주는 방법]

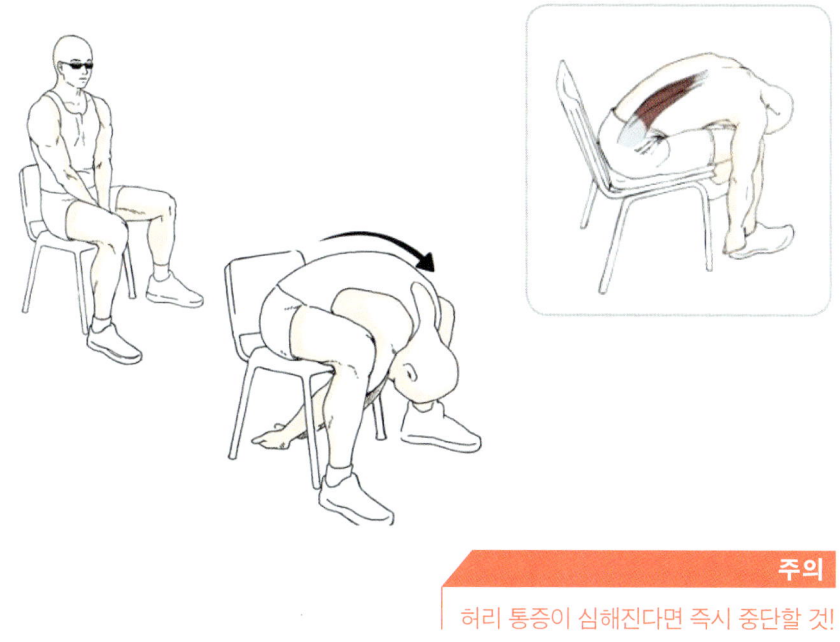

주의
허리 통증이 심해진다면 즉시 중단할 것!

① 의자에 앉아서, 두 손을 다리 사이에 놓습니다.
② 허리를 앞으로 숙이면서 두 손을 최대한 안쪽으로 뻗습니다.
③ 허리 근육이 늘어나는 느낌에 집중하면서 15초씩 3세트 반복합니다.

[허리 골반 협응 운동]

척추기립근이 뭉치는 가장 큰 이유는 골반 움직임이 제한되어, 대신 허리 근육이 과도하게 쓰이는 것입니다. 이 경우 아래와 같은 힙힌지 운동이 좋습니다.

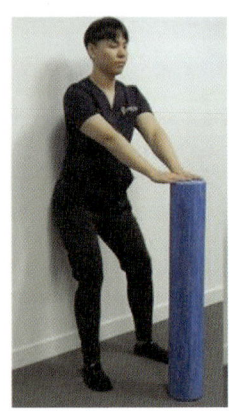 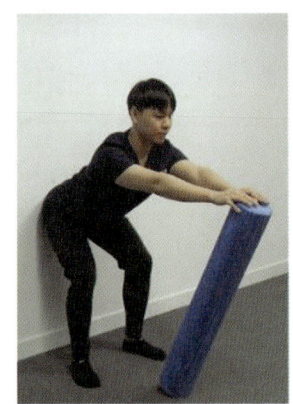

① 사진처럼 등을 벽에 기대고 서서 지팡이나 폼롤러를 두 손으로 잡습니다.
② 팬티 라인을 접어준다는 느낌으로 천천히 몸을 앞으로 뻗습니다(이때 허리가 둥글게 말리지 않도록 주의하면서 고관절만 접히도록 합니다).
③ 다시 천천히 ①번 자세로 돌아옵니다.
④ 12회씩 3세트 실시합니다.

[골반 중립 인지 운동]

이 운동은 골반과 허리의 정상 위치를 인지시키고 허리와 골반의 협응력을 정상화함으로써 허리 안정성을 크게 높여줍니다. 허리가 좋지 않은 사람들에게 매우 효과가 좋습니다.

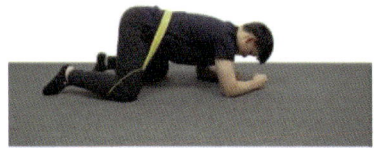 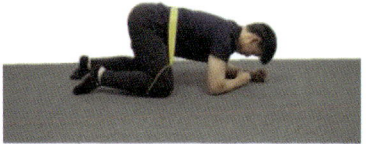

① 세라밴드를 무릎과 허리에 묶은 다음, 엎드려 네 발 기기 자세를 취합니다.
② 허리와 골반을 중립 자세로 유지한 뒤 천천히 앞으로 기어갑니다.
③ 충분히 앞으로 이동했으면 뒤로도 같은 동작으로 이동합니다.
④ 앞뒤로 4세트 실시합니다.

[둔근 활성화 운동]

다음은 엉덩이 근육과 코어 근육을 강화시키는 운동입니다.

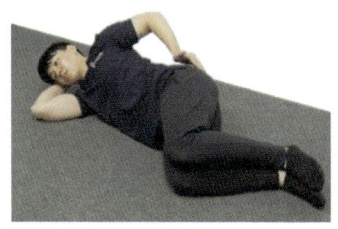 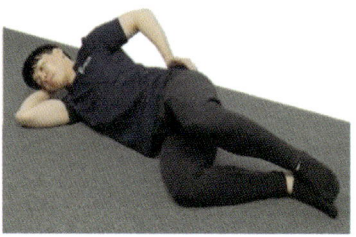

① 바닥에 옆으로 누워 양쪽 고관절과 무릎을 앞으로 살짝 굽히고, 그림처럼 한 손으로 위쪽 엉덩이를 만집니다.
② 그 손으로 엉덩이를 톡톡 누르면서 무릎을 벌렸다가 모아주기를 반복합니다(엉덩이 근육에 힘이 들어가는 것에 최대한 집중합니다).
③ 방향을 바꾸어 똑같이 실시합니다. 각각 12회씩 3세트 실시합니다.

2장

권상우 식스팩 만들려다가 변비만 생겼어요
∞ 복직근(배곧은근)

rectus abdominis

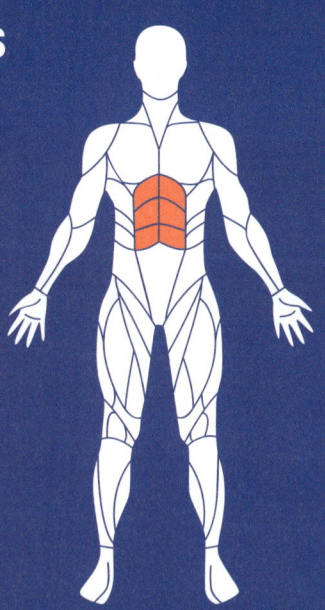

이런 증상이 있습니다!

- 배에 가스가 찹니다(방귀가 많이 나와요).
- 등에 띠를 두른 듯한 통증이 느껴집니다.
- 일어서거나 허리를 젖힐 때 등허리가 뻐근해요.
- 생리통이 심하고, 맹장염처럼 극심한 통증이 몰려오기도 합니다.
- 소화불량, 복부 팽만감, 변비가 있는데 배를 누르면 통증이 있어요.

복직근rectus abdominis에 대해 알아봅시다!

복직근(배곧은근) 찾기

복직근은 대표적인 복부 근육입니다. 복부(abdominis)에 직선(rectus)으로 나 있는 근육이라는 뜻으로 순우리말로는 배곧은근이라고 합니다. 복부에는 4개의 근육이 있는데 복직근은 앞 안쪽 배벽의 얕은 층에 있으며, 흔히 왕(王)자 근육이라는 식스팩에 해당합니다. 앞쪽 배의 대부분을 덮는 유일한 근육이죠. 척추 굴곡(골반을 구부리는 동작), 척추 신전(골반을 뒤쪽으로 젖히는 동작)에 관여하며, 허리 척추 관절과 골반, 갈비뼈 등을 안정화시키는 일을 합니다.

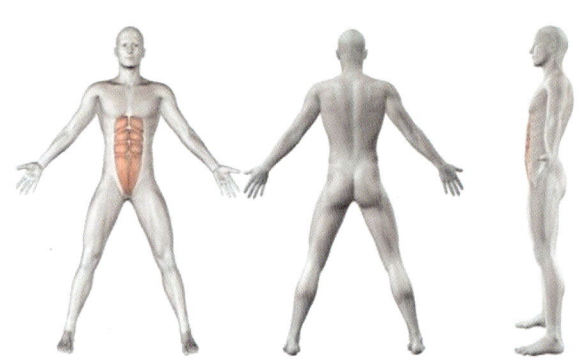

복직근은 어쩌다 뭉치는 걸까요?

- 과도한 식스팩 운동으로 배에 저항이 많이 간다.
- 변비로 인해 오랫동안 화장실에 앉아서 배에 힘을 준다.
- 장시간 동안 구부정하게 앉아서 보낸다.
- 등을 기대지 않고 오래 앉아있는다.

복직근에 연결된 통증 부위

복직근은 내장을 감싸는 근육이므로 복직근이 뭉치면 배꼽 바로 아래, 내장이 몰려있는 곳에서 통증이 발생합니다. 근육 운동을 열심히 하는데도 변비, 설사, 위장 장애 같은 증상이 발생하면 복직근 뭉침을 의심해보아야 합니다. 복직근 뭉침에 의해 등과 엉덩이에 통증이 퍼지기도 합니다. 복직근이 약하면 구부정한 자세가 될 수밖에 없고 허리에 부담이 되므로 요통이 발생합니다. 제자리에 누웠다가 바로 일어나지 못하면 복직근 근력이 약해진 것으로 볼 수 있습니다.

다음 쪽에는 복부 근육을 강화하고 간단히 복직근 통증을 해결하는 동작과 운동을 소개하고 있습니다.

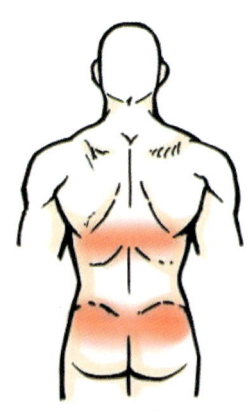

통증 부위

[**복직근을 효과적으로 풀어주는 방법**]

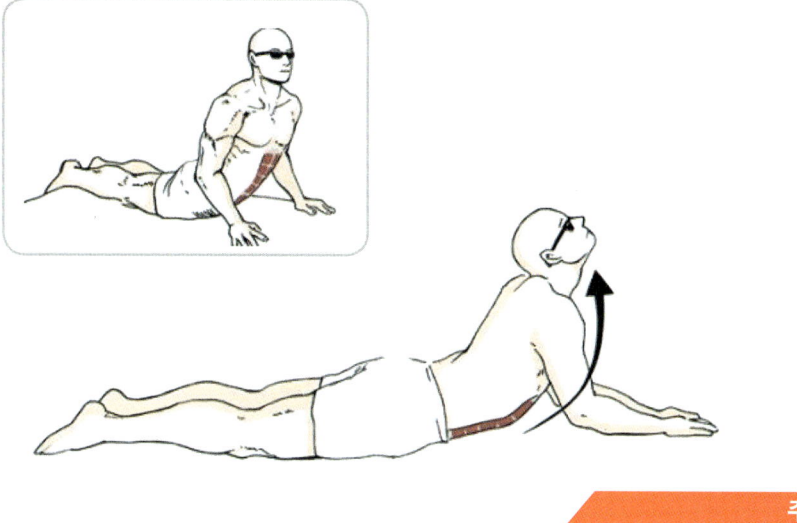

주의
허리를 과도하게 꺾지 말 것!

① 바닥에 엎드린 다음, 양손으로 체중을 지지하며 허리를 뒤로 젖힙니다.
② 팔꿈치를 완전히 펴고 허리를 뒤로 젖히면 좀 더 강력하게 복직근이 풀릴 수 있습니다.
③ 복직근 부위가 늘어나는 느낌에 최대한 집중하면서 15초씩 3세트 반복합니다.

[드로우 인]

드로우 인은 복부 근육들을 활성화시키는 운동입니다. 이 운동 없이 스트레칭만으로는 복직근 뭉침 현상이 재발할 가능성이 높습니다.

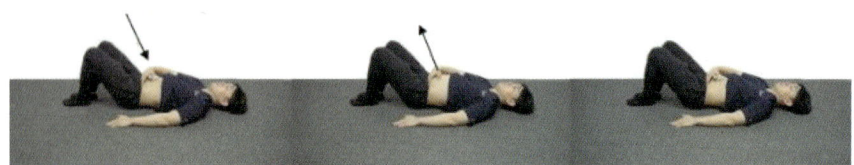

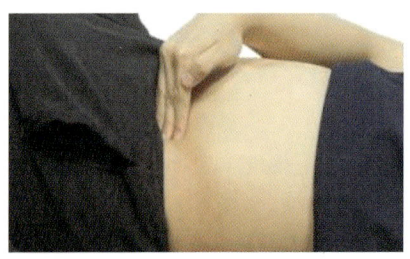 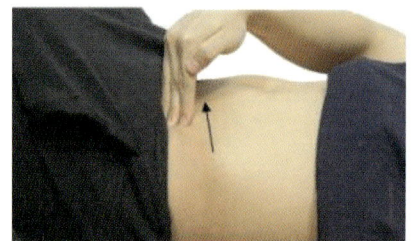

① 사진처럼 두 무릎을 접어서 눕습니다.
② 골반에서 가장 튀어나온 뼈를 한 손으로 찾은 다음, 그 바로 안쪽에 손가락들을 모아서 댑니다.
③ 코로 숨을 들이쉬었다가 입으로 내뱉되, 복부가 땅바닥에 닿는다는 느낌으로 숨을 완전히 내뱉습니다.
④ 호흡 마지막 순간에 복부를 살짝 쥐어 짜낸다고 상상하면서 모은 손가락을 밉니다(복부가 팽팽해지는 것을 느껴야 하고, 복부가 과도하게 부풀어 오르면 안 됩니다).
⑤ 12회 3세트 반복합니다.

[햄스트링 마사지]

복직근이 뭉치면 항상 쌍둥이처럼 뭉치는 근육이 있는데 바로 햄스트링입니다. 햄스트링이 뭉치면 허리와 무릎에 통증이 있을 수 있고 복직근도 다시 뭉칠 수 있습니다.

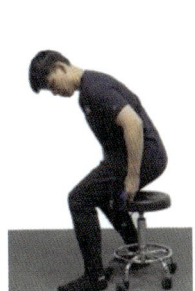 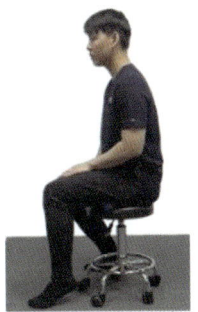 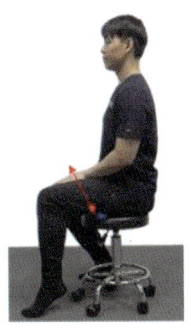 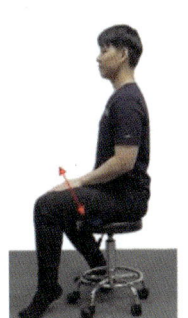

① 의자 위에 마사지볼을 올려놓고 허벅지가 닿도록 앉습니다.
② 허리를 꼿꼿이 세운 다음 다리를 좌우로 벌렸다가 모으면서 허벅지 뒤쪽 근육을 천천히 풀어줍니다.
③ 반대쪽으로도 똑같이 해주고, 각각 30초씩 3세트 실시합니다.

→ 복직근이 뭉쳤을 때는 [복식호흡]-32쪽이 좋습니다.

3장

기침할 때 옆구리에 통증이 있어요
8
요방형근(허리네모근)

quadratus lumborum

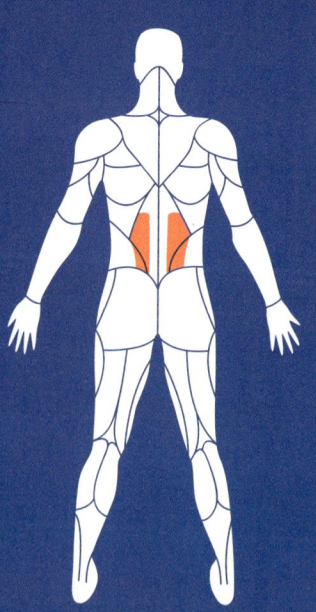

이런 증상이 있습니다!

- 기침 혹은 재채기를 할 때 옆구리에 통증이 있습니다.
- 계단을 오르내릴 때 허리와 옆구리에 통증이 있습니다.
- 잠잘 때 돌아눕기가 어렵습니다.
- 골반 및 엉덩이 부분에 통증이 있습니다.
- 사타구니 부근이 아프고, 좌골신경통도 간혹 있습니다.
- 기상 전 소변이 가득 차 있을 때 통증이 특히 심합니다.

요방형근 quadratus lumborum 에 대해 알아봅시다!

요방형근(허리네모근) 찾기

요방형근은 갈비뼈와 엉덩뼈 능선 사이에 있는 근육으로, 순우리말로는 허리네모근이라고 부릅니다. 허리(lumborum)에 있는 네 개의 면(quadratus)이라는 뜻입니다. 골반 운동과 척추 안정성을 위해 중요한 일을 하는 근육이죠. 특히 몸통을 측면으로 굽혔다 일어날 때 중요한 근육으로, 걸을 때 골반과 척추 사이의 회전 운동을 조절하고 호흡하는 동안 12번 갈비뼈를 고정시키는 일도 합니다.

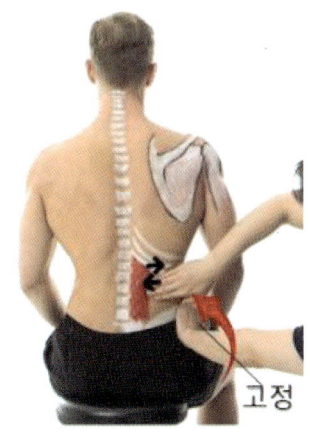
고정

요방형근은 어쩌다 뭉치는 걸까요?

- 장시간 앉아있어서 요방형근 주변으로 혈액의 흐름이 줄어든다.
- 한쪽 다리에 체중을 싣는 자세를 오래 취한다.
- 무거운 물건을 반복해서 드는 등 허리를 과도하게 사용한다.
- 푹신한 침대에서 잔다.
- 깊숙한 소파나 자동차 의자에 앉았다 일어난다.
- 골프, 승마를 즐긴다.

요방형근에 연결된 통증 부위

요방형근은 12번째 갈비뼈, 골반 상단, 요추 1~3번에 붙어있는 근육인 만큼 요통, 척추 측만, 골반 비틀어짐과 밀접한 관련이 있습니다. 다리 길이 비대칭, 척주 부정렬도 요방형근 문제일 가능성이 높습니다. 또한 요방형근은 신장 바로 뒤쪽에 있는 근육이므로 신장 문제와도 관련이 깊습니다. 척추의 측면 굴곡(옆 굽힘과 폄)에서 많은 일을 하다 보니 승마, 카약, 골프 등 상체와 하체를 분리하는 종목의 선수들에게서 요방형근의 문제가 자주 발생합니다.

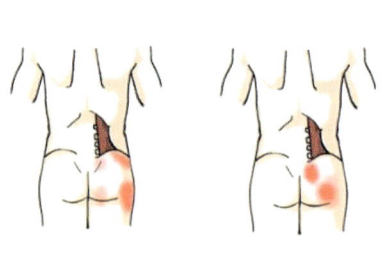
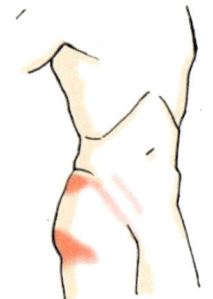

통증 부위

[요방형근을 효과적으로 풀어주는 방법]

(1) 바닥에서 하는 법

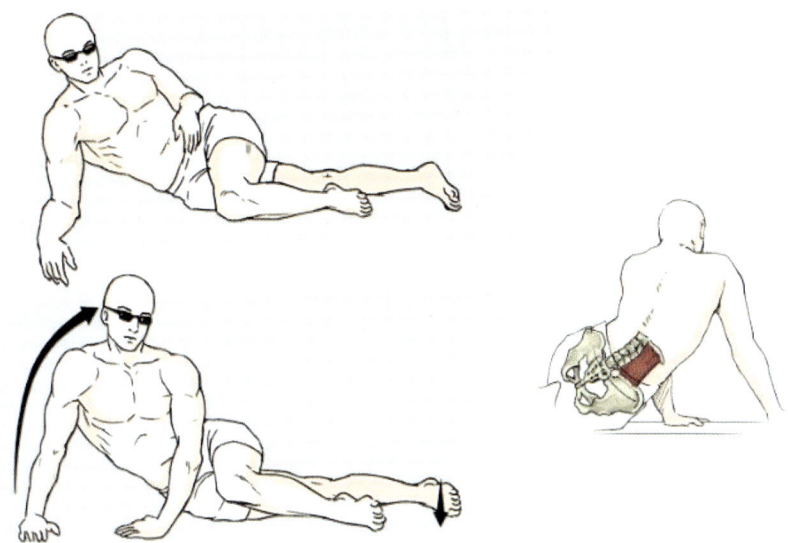

주의
허리가 앞으로 숙여지지 않도록!

① 바닥에 오른쪽으로 비스듬히 누워 오른손과 오른쪽 무릎을 굽혀 체중을 지지하고, 왼쪽 무릎을 오른쪽 허벅지 위로 접습니다.
② 오른쪽 팔꿈치를 펴주면서, 오른쪽 발로 바닥을 밉니다.
③ 오른쪽 허리 부위가 늘어나는 느낌에 최대한 집중하면서 15초씩 3세트 반복합니다.

(2) 의자에 앉아서 하는 법 1

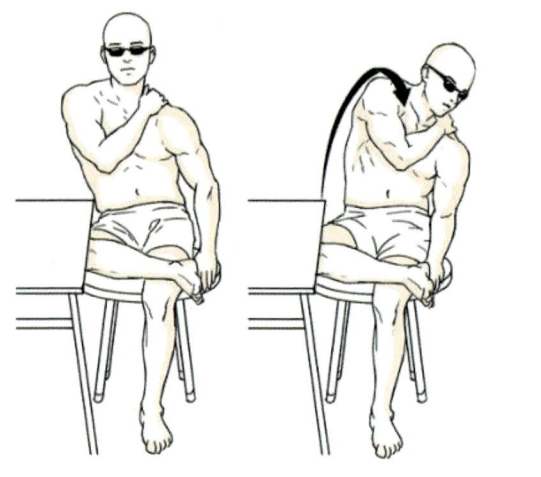
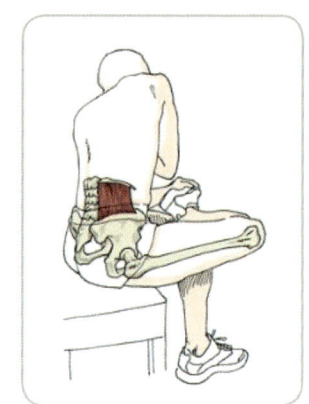

주의

무릎과 책상의 간격이 너무 멀지 않도록!
적절한 의자 높이 or 책상 높이에서 시행할 것!

① 탁자(또는 책상)에 의자를 바짝 붙여서 앉습니다.
② 오른발을 왼쪽 무릎 위에 올리고, 오른쪽 무릎은 탁자와 의자 사이에 넣어 무릎이 올라가지 않도록 고정시킵니다.
③ 오른손으로 왼쪽 어깨를 잡고, 왼손으로 의자를 잡아서 자세를 고정시킵니다.
④ 허리를 왼쪽 무릎 방향, 대각선 앞쪽으로 숙입니다.
⑤ 오른쪽 허리 부위가 늘어나는 느낌에 최대한 집중하면서 15초씩 3세트 반복합니다.
⑥ 반대쪽도 똑같이 합니다.

(3) 의자에 앉아서 하는 법 2

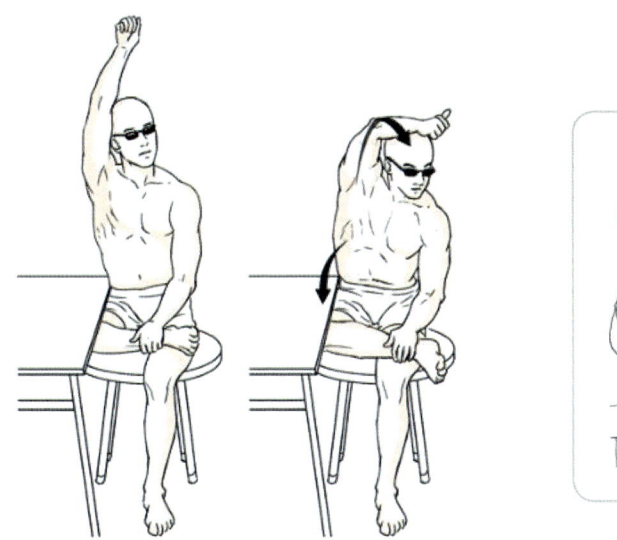
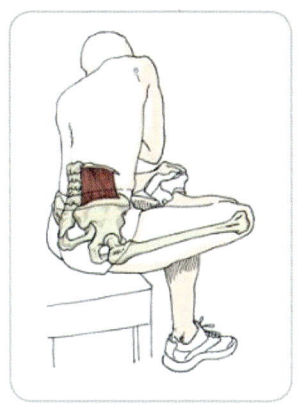

주의

무릎과 책상의 간격이 너무 멀지 않도록!
적절한 의자 높이 or 책상 높이에서 시행할 것!

① 탁자(또는 책상)에 의자를 바짝 붙여서 앉아 오른발을 왼발 위에 올립니다. 오른쪽 무릎을 탁자와 의자 사이에 넣어서 무릎이 올라가지 않도록 고정시킵니다.
② 오른손을 어깨 위로 올리고, 왼손으로는 오른쪽 발목을 잡아서 자세를 고정시킵니다.
③ 오른손을 대각선 앞쪽 방향으로 최대한 뻗습니다.
④ 오른쪽 허리 부위가 늘어나는 느낌에 최대한 집중하면서 15초씩 3세트 반복합니다.
⑤ 반대쪽도 똑같이 합니다.

[드로우 인]-176쪽, [복식 호흡]-32쪽, [햄스트링 마사지]-177쪽, [허리 골반 협응 운동]-170쪽도 병행해주세요.

4장

걸을 때마다 골반 앞쪽이 불편한 느낌이에요

8 장요근(엉덩허리근)

iliopsoas

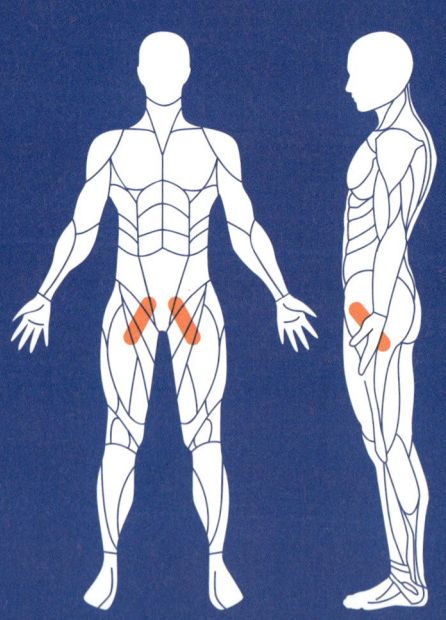

이런 증상이 있습니다!

- 복부 혹은 위쪽 사타구니에 깊은 통증이 있습니다.
- 누워서 다리를 들려고 할 때 허리에 날카로운 통증이 있습니다.
- 허리 뒤쪽이 욱신거리고 허벅지 앞쪽이 아픕니다.
- 고관절이 원활히 움직여지지 않습니다.
- 골반이 한쪽으로 틀어졌습니다.
- 걸을 때마다 골반 앞쪽이 불편한 느낌이 듭니다.

장요근 iliopsoas 에 대해 알아봅시다!

장요근(엉덩허리근) 찾기

장요근은 배꼽에서 엉덩이 사이, 샅고랑 부위에 세로로 난 근육으로, 순우리말로는 엉덩허리근이라고 합니다. 큰허리근(대요근, psoas major)과 엉덩근(장골근, iliacus)을 합친 말이죠. 장요근은 대표적인 허리 근육으로, 다리와 골반을 연결하는 가장 강한 근육입니다. 걷기와 자세 유지를 위한 핵심 근육이기도 해서 자세를 바르게 유지하려면 장요근을 키워야 합니다. 또한 허리를 안정적으로 받쳐주고 골반 위치를 조정하는 데도 장요근은 매우 중요한 일을 합니다. 다리 들어 올리기(고관절 굴곡), 다리 바깥으로 회전하기(고관절 외전)에서 큰 비중을 차지합니다.

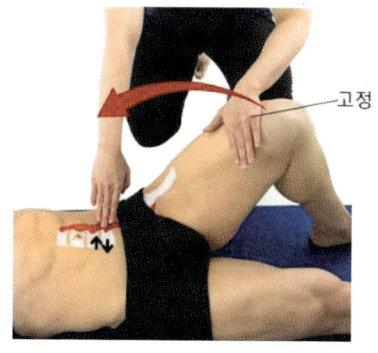

장요근은 어쩌다 뭉치는 걸까요?

- 장시간 쪼그리고 앉아서 TV를 보거나 컴퓨터를 한다.
- 장시간 운전할 때처럼 앉은 자세로 한쪽 다리를 많이 쓴다.
- 윗몸 일으키기를 과도하게 했다.
- 고관절이 뻣뻣한 상태에서 운동을 심하게 했다.
- 류마티스성 관절염과 골관절염이 있다.
- 평소 안 하던 근력 운동을 갑자기 무리하게 했다.

장요근에 연결된 통증 부위

장요근은 허리 통증을 유발하는 가장 강력한 근육입니다. 허리 통증이 있을 때 제일 먼저 고려해보아야 할 근육이 바로 장요근이죠. 좌식 생활에서 비롯된 잘못된 습관, 하이힐을 신어서 골반이 삐딱한 자세 등이 장요근 뭉침을 유발합니다. 장요근이 뭉치면 대퇴부부터 시작해서 골반과 치골, 등허리와 엉덩이 부근에 통증이 오게 됩니다. 비교적 간단하게 장요근을 풀어주는 방법을 다음에서 소개하고 있으니 꼭 따라 하시기 바랍니다.

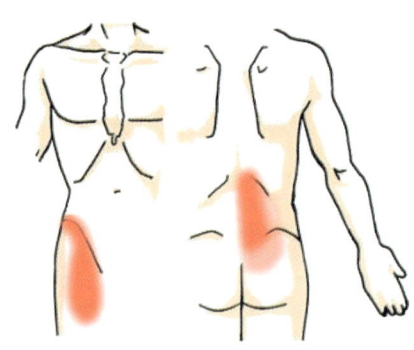

통증 부위

[장요근을 효과적으로 풀어주는 방법]

(1) 바닥에서 하는 법

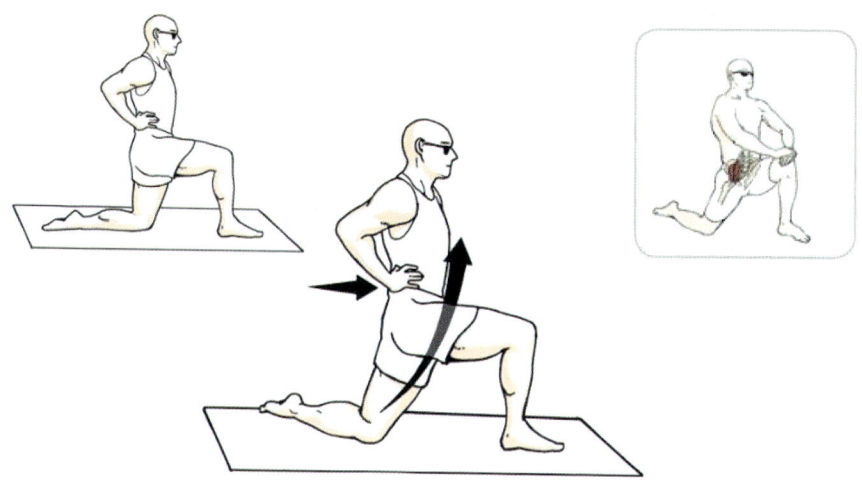

주의
허리를 과도하게 펴거나 상체를 앞으로 기울이지 말 것!

① 매트 위에서, 그림과 같이 런지 자세를 취한 뒤 양손으로 앞쪽 무릎을 짚습니다.
② 뒤쪽에 있는 발이 왼발이면 발끝이 오른쪽으로 가도록 하고, 오른발이면 왼쪽으로 가도록 한 다음, 그대로 몸을 앞의 무릎 쪽으로 밀어줍니다(허리를 숙이지 말 것).
③ 고관절 앞쪽 부위가 늘어나는 느낌에 최대한 집중하면서 15초씩 3세트 반복합니다.
④ 반대쪽도 똑같이 해줍니다.

[골반 안정화 운동]

허리 안정화를 비롯해 다리 안쪽 근육과 엉덩이 근육의 활성화를 유도하는 이 운동은 허리 통증을 완화하면서 골반의 안정성을 크게 높여줍니다.

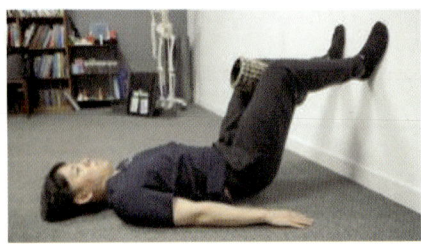 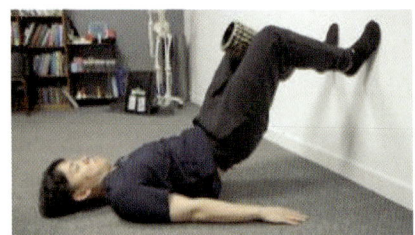

① 바닥에 누워서 양발을 벽에 붙인 다음 무릎 사이에 폼롤러나 두루마리 휴지를 끼웁니다.
② 양 무릎으로 폼롤러를 누르면서 우측 사진처럼 엉덩이를 들어 올립니다(엉덩이를 조인다는 느낌으로 합니다).
③ 천천히 ①번 자세로 돌아옵니다.
④ 12회 3세트 실시합니다.

→ [드로우 인]-176쪽, [복식 호흡]-32쪽, [둔근 활성화 운동]-171쪽, [골반 중립 인지 운동]-171쪽도 병행해주세요.

5장

자전거를 탔을 뿐인데 걸을 때 엉덩이가 아파요

∞

대둔근(큰볼기근)

gluteus maximus

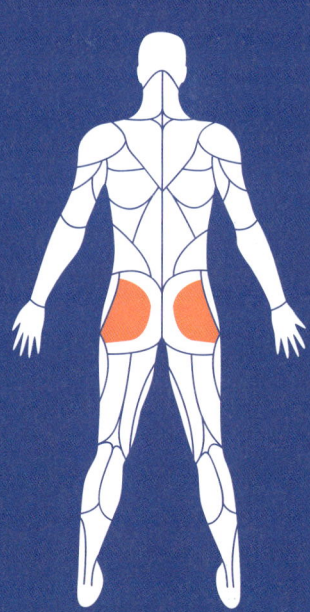

이런 증상이 있습니다!

- 걸을 때 골반과 허리 부근이 아픈데 앉으면 통증이 멈춥니다.
- 허리를 좌우로 돌릴 때 통증이 옵니다. 고관절의 가동 범위가 줄어든 느낌입니다.
- 다리를 움직일 때, 계단을 오를 때 엉덩이 부위에 통증이 발생합니다.
- 오래 앉아있으면 엉덩이와 꼬리뼈에 심한 통증이 몰려옵니다.
- 앉았다가 허리를 펴는 데 허리가 아닌 엉덩이가 아픕니다.

대둔근 gluteus maximus 에 대해 알아봅시다!

대둔근(큰볼기근) 찾기

엉덩이 근육은 크게 대둔근, 중둔근, 소둔근 세 가지로 이루어져 있는데 대둔근은 엉덩이에서 가장 큰 근육입니다. 순우리말로 큰볼기근이라고 하는데, 볼기 근육(gluteus) + 큰(maximus)의 합성어이죠. 대둔근은 엉덩이 표층에 넓게 분포하며 중둔근을 덮고 있습니다. 앉았다가 일어설 때, 달리기를 할 때, 등산을 할 때 가장 강하게 작용하는 근육이며, 힙업 등 엉덩이 맵시에도 중요한 근육입니다. 또한 허리 통증과도 관련이 깊기 때문에 주의를 기울여야 합니다.

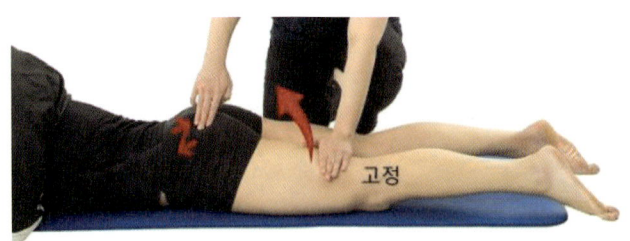

대둔근은 어쩌다 뭉치는 걸까요?

- 쪼그려 앉았다가 일어나는 일련의 동작을 반복적으로 했다.
- 역도 혹은 스쾃 운동을 과도하게 했다.
- 수영을 많이 하거나 수영 선수이다.
- 넘어짐으로 인한 충격이 있다.
- 같은 자세로 오래 앉아있었다.

대둔근에 연결된 통증 부위

대둔근은 허리를 펴서 2족 보행을 하는 사람에게 매우 중요한 근육입니다. 허리 통증도 대둔근과 관련이 많습니다. 허리를 잘 펴지 못하는 사람들을 보면 대둔근이 뭉쳐 있는 경우가 많은데, 대둔근이 약해지면 허리와 엉덩이 하부로 통증이 내려갑니다. 대둔근은 고관절과 서혜부 통증과도 연관이 높습니다. 스쾃과 자전거는 대둔근 강화에 좋은 운동이지만, 잘못하면 대둔근이 뭉치는 주범이기도 합니다. 또한 운동 전후 워밍업과 쿨다운을 제대로 해주지 않아도 대둔근 뭉침 현상이 발생합니다. 엉덩이가 아프다 싶으면, 다음 쪽처럼 대둔근을 쉽게 풀어주는 간단한 동작들과 셀프 마사지가 있으니 꼭 따라 하시기 바랍니다.

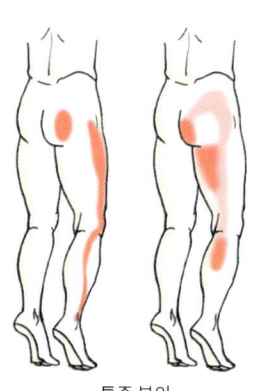

통증 부위

[대둔근을 효과적으로 풀어주는 방법]

(1) 서서 하는 방법

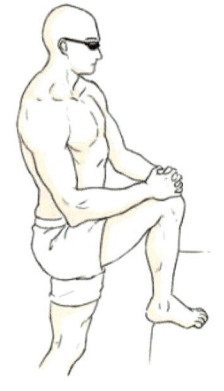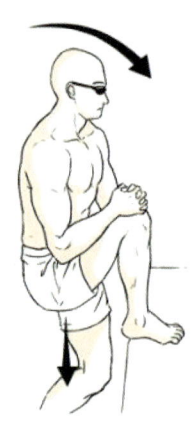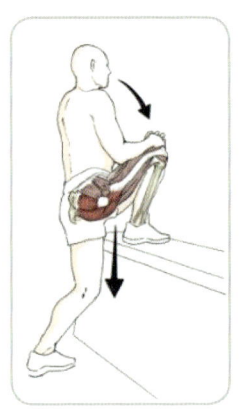

주의
허리가 둥글게 말리지 않도록!

① 무릎이 가슴 위치에 오도록 난간이나 탁자에 발을 올려 양손으로 무릎을 잡아 고정시킵니다.
② 반대쪽 무릎을 굽히고 상체는 살짝 앞으로 숙입니다.
③ 대둔근 부위가 늘어나는 느낌에 최대한 집중하면서 15초씩 3세트 반복합니다.
④ 발을 바꿔 똑같이 해줍니다.

(2) 누워서 하는 방법

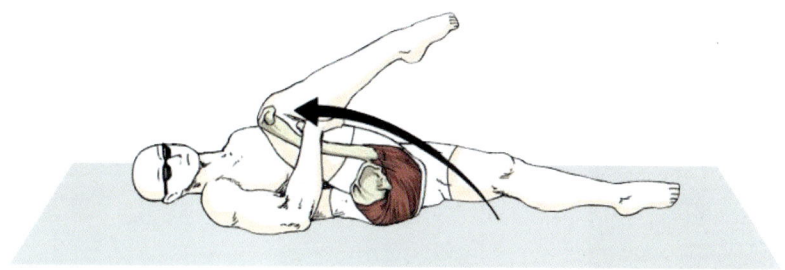

주의
허리나 목이 둥글게 말리지 않도록!

① 바닥에 누워, 양손으로 허벅지 안쪽을 잡아서 고정한 다음, 반대쪽 어깨 방향으로 당깁니다.
② 대둔근 부위가 늘어나는 느낌에 최대한 집중하면서 15초씩 3세트 반복합니다.
③ 발을 바꿔 똑같이 해줍니다.

[요방형근 마사지]

요방형근은 골반 틀어짐과 골반 움직임의 방해에 관련이 깊기 때문에, 대둔근이 뭉치면 요방형근 마사지를 병행해주는 것이 좋습니다.

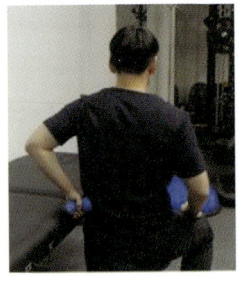 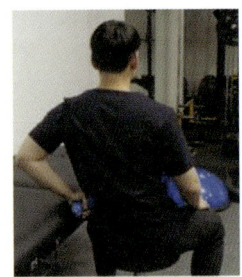 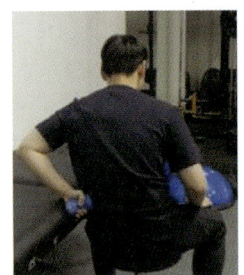

① 침대나 탁상 옆에 앉아서 사진처럼 마사지볼로 요방형근 부위(정확한 위치는 p.179 참조)를 살살 문질러줍니다.
② 문질렀을 때 뻐근한 부위를 찾아서 풀어주되, 팔 힘이 아닌, 체중의 힘으로 합니다.
③ 아픈 쪽만 30초씩 3세트 실시합니다.

[둔근 활성화 운동]-171쪽, [골반 안정화 운동]-188쪽, [허리 골반 협응 운동]-170쪽도 병행해주세요.

6장

축구 좀 했다고 허리가 아파서 서 있기도 힘들어요

중둔근(중간볼기근)

gluteus medius

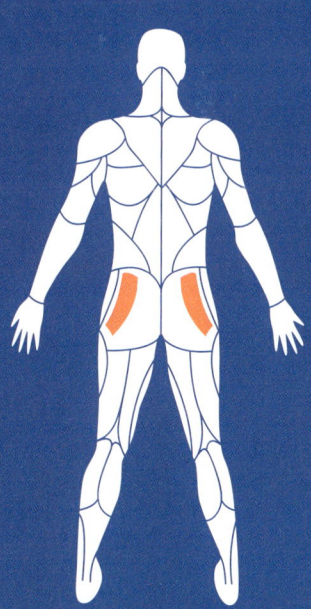

이런 증상이 있습니다!

- 엉덩이 측면이 아프고 뻣뻣합니다.
- 허리, 골반이 아파서 오래 서 있기가 어렵습니다.
- 걷거나 뛸 때, 혹은 계단을 오를 때, 장시간 앉아있을 때 통증이 한층 심해집니다.
- 아픈 다리로 섰을 때 체중을 지탱하지 못하고 힘없이 쓰러집니다.

중둔근 gluteus medius 에 대해 알아봅시다!

중둔근(중간볼기근) 찾기

중둔근은 3개의 엉덩이 근육(대둔근, 중둔근, 소둔근) 중 하나로 대둔근의 안쪽에 위치합니다. 순우리말로 중간볼기근이라고 하는데, 볼기 근육(gluteus) + 중간(medius)을 합성한 표현입니다. 중둔근은 소두근과 함께 고관절(엉덩관절)을 벌리는 데 가장 중요한 근육이며 허리 통증에도 많이 관련되어 있습니다. 고관절의 안정성에 매우 큰 역할을 하며, 고관절을 굽히고 펴는 동작, 안팎으로 돌리는 동작에서 중요한 일을 합니다.

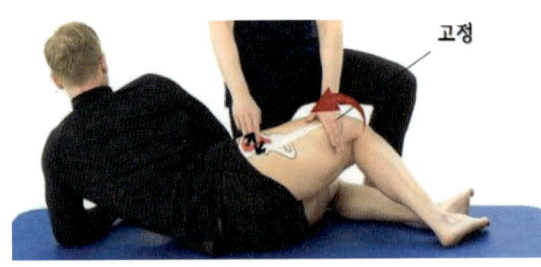

중둔근은 어쩌다 뭉치는 걸까요?

- 축구나 농구처럼 고관절에 폭발적인 힘을 쓰는 스포츠를 했다.
- 근육의 유연성이 떨어진 상태에서 빨리 달리기를 했다.
- 양쪽 다리의 길이가 다르다.
- 고르지 못한 표면 위를 걷거나 달렸다.

중둔근에 연결된 통증 부위

중둔근은 척주의 바닥에 위치해 고관절을 안정화시키는 매우 중요한 근육입니다. 한쪽 다리로 서서 균형을 잡는 데 핵심적인 근육이어서 걷기에도 큰 영향을 미칩니다. 중둔근이 뭉치거나 약화되면 고관절을 안정화시킬 수 없으므로, 주변 근육들에 과부하가 걸리면서 골반 균형이 무너지게 됩니다. 그래서 중둔근에 이상이 생기면 엉덩이뿐만 아니라 허리, 무릎에도 통증이 발생하게 됩니다.

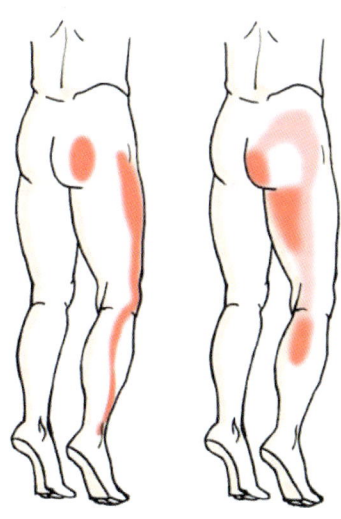

통증 부위

[중둔근을 효과적으로 풀어주는 방법]

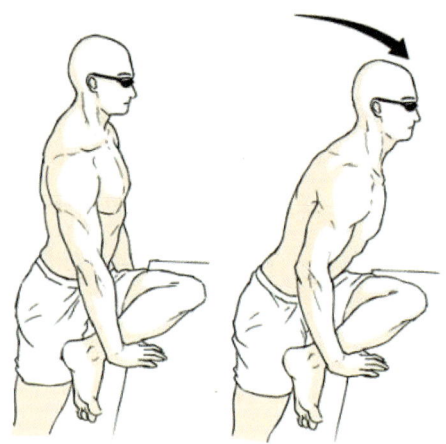
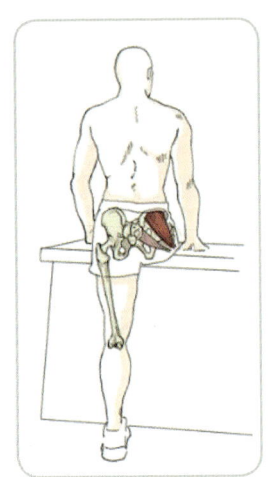

주의
허리를 숙일 때, 허리가 둥글게 말리지 않도록!

① 한쪽 다리를 탁자나 의자 위에 올리고 그림처럼 무릎을 접습니다(높이가 골반보다 낮으면, 베개나 수건을 말아 무릎 밑에 깔아주세요).
② 허리를 세운 채 그대로 팬티라인을 접습니다.
③ 엉덩이 바깥쪽, 깊숙한 부위가 늘어나는 느낌에 최대한 집중하면서 15초씩 3세트 반복합니다.
④ 반대쪽도 똑같이 합니다.

→ [둔근 활성화 운동]-171쪽, [골반 안정화 운동]-188쪽, [허리 골반 협응 운동]-170쪽을 병행해주세요.

7장

엉덩이가 저리고 팔자걸음으로 걸어요
∞ 이상근(궁둥구멍근)

piriform

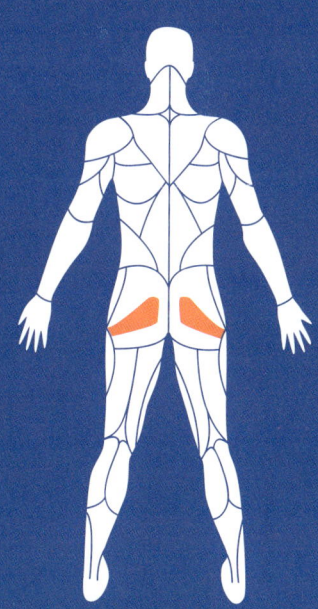

이런 증상이 있습니다!

- 자리에 앉거나 뛸 때, 혹은 계단을 오를 때 엉덩이 부위에 심한 통증이 있습니다.
- 가만히 있을 때도 엉덩이 부위에 저린감 혹은 피부를 찌르는 듯한 통증이 있습니다.
- 엉덩이부터 허벅지 뒤를 따라 발까지 통증이 나타나고, 오래 앉아있으면 통증이 심해집니다.
- 고관절의 운동 범위가 줄어들었습니다.
- 원래 그렇지 않은데, 언제부턴가 팔자걸음으로 걷게 되었습니다.
- 한 시간 이상 자리에 앉아있기 힘들고 양반다리도 불편합니다.

이상근 piriformis에 대해 알아봅시다!

이상근(궁둥구멍근) 찾기

이상근은 엉덩이와 다리를 연결하고 고관절을 붙들어주는 엉덩이 근육입니다. 순우리말로 궁둥구멍근이라 하는데, 어원적으로는 배(pirum) 모양(forma)을 하고 있다는 뜻입니다. 주로 고관절을 측면으로 돌리고(가쪽돌림, lateral rotation) 바깥으로 회전하며, 허벅지를 벌리는 데 관여합니다. 걷고 움직일 때 엉덩이를 고정하고 안정화시키는 중요한 근육이죠.

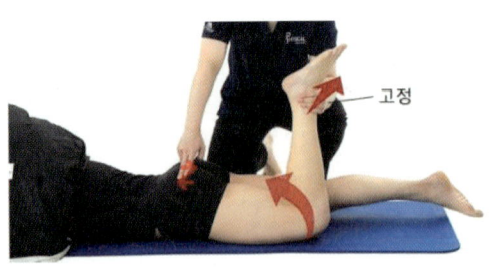

이상근은 어쩌다 뭉치는 걸까요?

- 엉덩이 부분에 둔탁한 외상이 있다.
- 안 좋은 자세로 장시간 앉아있는다(예: 다리 꼬고 앉기).
- 경사가 기울어진 도로를 걷는다.
- 넘어지려는 순간 안 넘어지려고 버틴다.
- 자동차 페달 위에 발을 올려놓은 채 장시간 운전한다.

이상근에 연결된 통증 부위

이상근은 이상근 증후근(piriformis syndrome)을 유발하는 근육입니다. 이상근 증후근이란 이상근이 딱딱하게 굳거나 염증이 생겨서 좌골신경이 눌리는 증상을 말합니다. 그래서 다리가 저리고 붓기도 하며, 앉거나 스쿼 자세를 취할 때 특히 통증이 심합니다. 성기능에 장애가 오기도 하며, 양반다리가 불편하고 한 시간 이상 어느 자리든 앉아있기 힘들 수 있습니다. 엉덩이부터 허벅지 뒤쪽으로 통증이 내려가는 증상은 허리 디스크와도 비슷할 수 있는데, 그런 증상이 있으면 우선 다음의 동작들을 따라 해볼 필요가 있습니다.

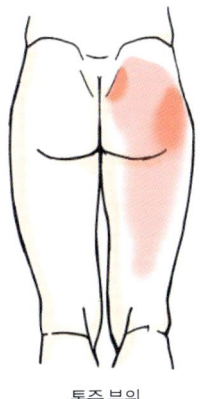

통증 부위

[이상근을 효과적으로 풀어주는 방법]

(1) 앉아서 하는 방법

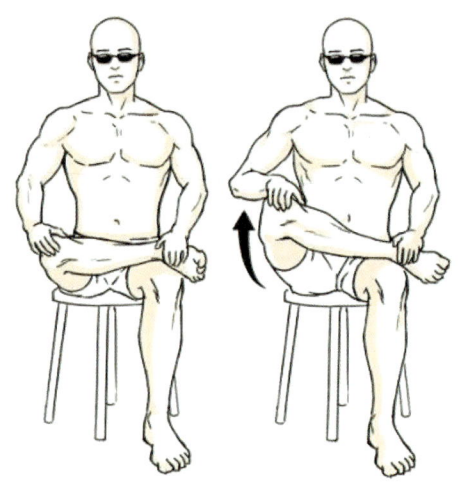

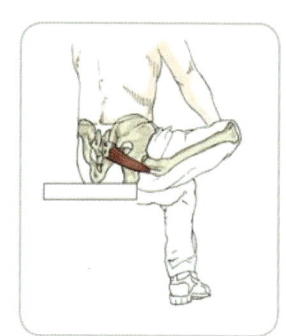

주의
허리를 앞으로 숙이지 말 것!

① 그림처럼 의자에 앉아서 오른발을 접어 왼 무릎 위에 올립니다.
② 오른손으로 오른쪽 무릎을 잡고 왼손으로 오른쪽 발목을 잡아 자세를 고정시킵니다.
③ 오른손으로 오른쪽 무릎을 잡아서 들어 올립니다.
④ 엉덩이 깊숙한 부위가 늘어나는 느낌에 집중하면서 15초씩 3세트 반복합니다.
⑤ 발을 바꿔 똑같이 해줍니다.

(2) 서서 하는 방법

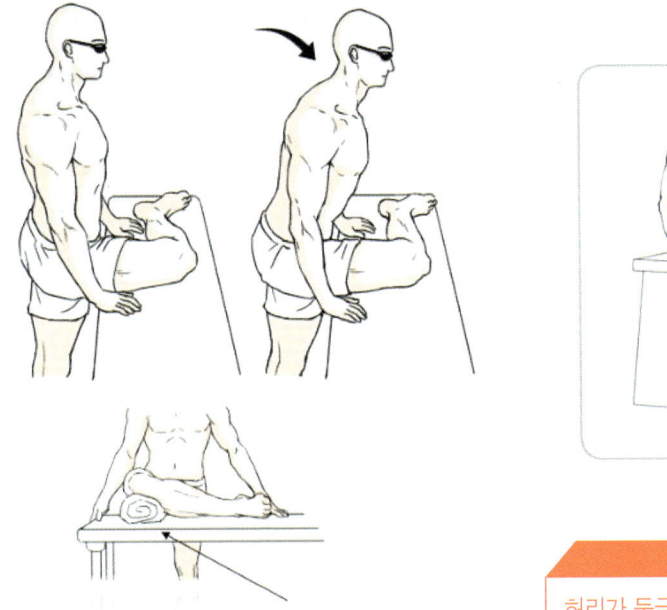

주의
허리가 둥글게 말리지 않도록!

① 그림처럼 오른발을 난간이나 탁상 위에 올려 허리를 세운 상태에서 그대로 팬티라인을 접습니다(난간 높이가 골반보다 낮으면, 베개나 수건을 무릎 밑에 깔아주세요).
② 엉덩이 깊숙한 부위가 늘어나는 느낌에 최대한 집중하면서 15초씩 3세트 반복합니다.
③ 반대쪽도 똑같이 해줍니다.

[둔근 활성화 운동]-171쪽, [골반 안정화 운동]-188쪽,
[허리 골반 협응 운동]-170쪽을 병행해주세요.

8장

앉았다 일어설 때 무릎이 안 펴져요
∞
대퇴 근막장근 (넙다리근막긴장근)

tensor fasciae latae

이런 증상이 있습니다!

- 허벅지 바깥쪽에서 아래로 내려가는 고관절 깊숙한 곳에 통증이 있습니다.
- 고관절 앞부분에 통증이 있습니다.
- 앉아있을 때 골반 부위에 불편한 느낌이 있습니다.
- 앉았다 일어설 때 무릎이 구부러진 상태로 일어나게 되고, 무릎을 완전히 폈을 때 뻣뻣한 느낌과 함께 통증이 밀려옵니다.
- 똑바로 서거나 다리를 쭉 폈을 때 무릎이 구부러진 상태가 됩니다.

대퇴 근막장근 tensor fasciae latae 에 대해 알아봅시다!

대퇴 근막장근(넙다리근막긴장근) 찾기

대퇴 근막장근은 허벅지 가쪽에 붙어있는 짧은 근육으로 장경인대(엉덩정강띠)에 연결됩니다. 순우리말로 넙다리근막긴장근이라고 합니다. 고관절의 굴곡(앞으로 굽힘)과 외전(밖으로 돌림), 그리고 내전(안으로 돌림)을 담당하며, 장경인대를 도와 무릎을 펴고 굽히는 일에 협력하고, 나아가 무릎 안정화와 걷고 달리는 동작에 관여합니다. 한쪽 다리로 섰을 때 골반 안정화에도 도움을 줍니다.

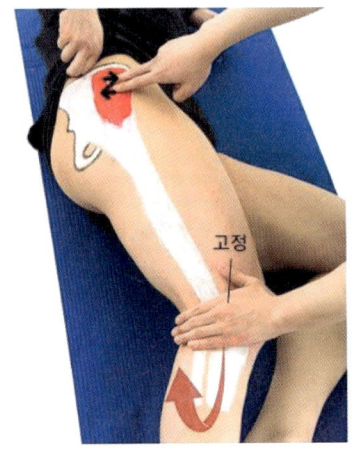

대퇴 근막장근은 어쩌다 뭉치는 걸까요?

- 고르지 않은 지면 위에서 달리기를 한다.
- 자전거를 탈 때 과도하게 페달을 밟는다.
- 발 또는 발가락을 안쪽으로 해서 걷는다(안짱다리).
- 몸을 웅크리고 자는 습관이 있다.
- 마모된 신발을 신고 있다.
- 원래 발목이 약하다.

대퇴 근막장근에 연결된 통증 부위

대퇴 근막장근은 골반을 안정화시키는 중요한 근육으로, 걷고 달리고, 허리를 굽히고 무릎을 굽히는 등 하체의 많은 움직임에 관여합니다. 보통은 대퇴 근막장근의 약화보다는 과활성화가 문제됩니다. 대퇴 근막장근이 과활성화되면 무릎 통증이 발생하고 나아가 퇴행성관절염을 초래할 수도 있습니다. 또한 대퇴 근막장근이 단축되거나 이완되면 보행에 문제가 생길 수 있습니다. 한쪽 다리로 서는 자세에서 고관절과 무릎을 지지하는 능력이 떨어져서 그렇습니다. 다음 쪽에서 소개되는 동작들을 통해 대퇴 근막장근의 긴장을 풀어주기 바랍니다.

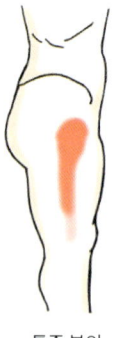

통증 부위

[대퇴 근막장근을 효과적으로 풀어주는 방법]

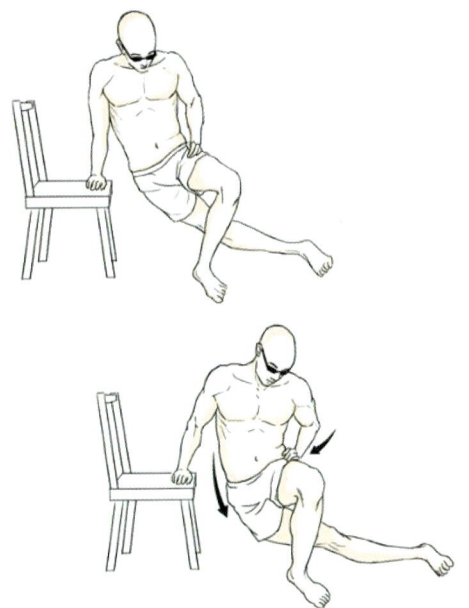
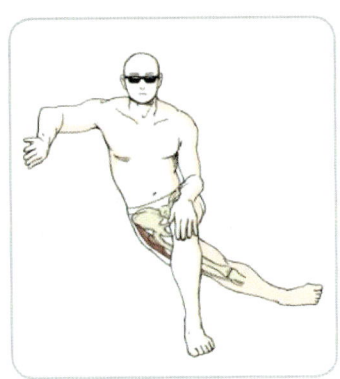

주의
허리를 앞으로 숙이지 말 것!

① 한 손으로 의자를 잡아 자세를 고정시킵니다.
② 그림처럼 한쪽 무릎을 굽혀 반대쪽 다리 앞쪽에 세우고, 반대쪽 다리는 무릎을 펴서 뒤로 쭉 뻗습니다.
③ 반대쪽 손으로 골반을 잡아서 누르되 최대한 아래쪽으로 늘입니다.
④ 골반 바깥쪽이 늘어나는 느낌에 집중하면서 15초씩 3세트 반복합니다.
⑤ 반대쪽도 같은 방식으로 합니다.

[골반 척추 안정화 및 협응 운동]

복부에 압력을 유지하면서 허리에 생기는 불필요한 힘을 조절하는 이 운동은 골반 불균형이 있는 사람에게 매우 효과적입니다.

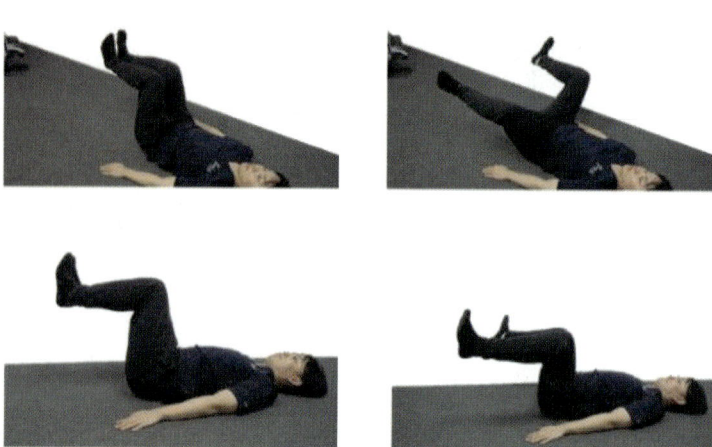

① 바닥에 누워 양쪽 무릎과 고관절을 90도 굽혀서 들어 올립니다.
② 천천히 골반을 벌립니다(이때 무릎의 각도와 고관절 각도는 90도로 유지해주세요).
③ 허리가 과도하게 뜨거나 말리지 않도록 천천히 벌렸다가 돌아옵니다.
④ 12회 3세트 실시합니다.

⟶ [둔근 활성화 운동]-171쪽, [허리 골반 협응 운동]-170쪽을 병행해주세요.

9장

두 다리를 모으려고 하면 무릎이 아파요
내전근(모음근)

adductor

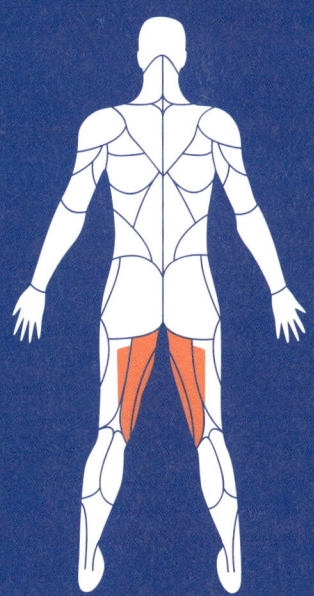

> ### 이런 증상이 있습니다!
>
> - 사타구니에서 무릎으로 내려가는 통증이 있습니다.
> - 두 다리를 모으려고 힘을 줄 때 통증이 심해집니다.
> - 무릎 안쪽에서 통증이 나타납니다.
> - 걸을 때 다리가 O자형이 됩니다.

내전근adductor에 대해 알아봅시다!

내전근(모음근) 찾기

내전근은 허벅지 안쪽 사타구니 부근에서 무릎까지 이르는 곳에 분포된 일련의 근육들을 말합니다. 대내전근(큰모음근), 장내전근(긴모음근), 단내전근(짧은모음근)으로 이루어져 있습니다. 순우리말로는 모음근이라 하는데, 안쪽으로(ad) 이끌다(ducere)라는 원뜻을 기억하면 내전근의 기능에 대해 이해하기 쉬울 것 같습니다. 즉, 내전근은 고관절(엉덩관절)을 안쪽으로 모으는 일을 합니다. 대내전근은 주로 고관절을 펴는 일을, 장내전근과 단내전근은 주로 고관절을 굽히는 일을 하지만, 모두 다 고관절을 안쪽으로 모으는 근육이라고 이해하시면 됩니다.

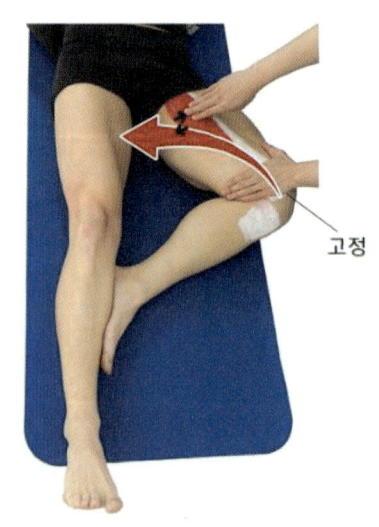

고정

내전근은 어쩌다 뭉치는 걸까요?

- 다리를 넓게 벌리고 힘을 주어 버텼다.
- 장시간 자전거를 탔다.
- 승마 중 과도하게 다리를 모으면서 힘을 주었다.
- 얼음판 위에서 미끄러지지 않으려고 힘을 주고 균형을 잡았다.
- 평소에 다리를 꼬고 앉는다.

내전근에 연결된 통증 부위

내전근은 다리를 안쪽으로 모을 때 중요한 근육입니다. 안쪽 허벅지에 힘을 주어 두 다리를 늘상 오므리고 앉거나, 반대로 벌린 자세를 유지하는 경우 내전근이 뭉치기가 쉽습니다. 허벅지 안쪽 살을 뺀다고 잘못된 자세로 운동하게 되면 바로 내전근에 통증이 옵니다.

내전근이 뭉치면 허벅지 안쪽이 당기고 뻐근합니다. 스쾃 같은 운동을 하기가 어렵고, 심하면 통증이 서혜부와 무릎, 나아가 종아리 안쪽까지 이어져서 걷기조차 힘들어집니다. 다음 쪽 동작들로 내전근을 건강하게 지키기를 바랍니다.

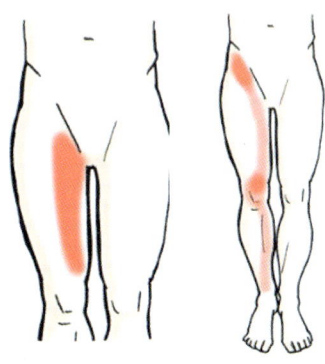

통증 부위

[내전근을 효과적으로 풀어주는 방법]

(1) 누워서 하는 법

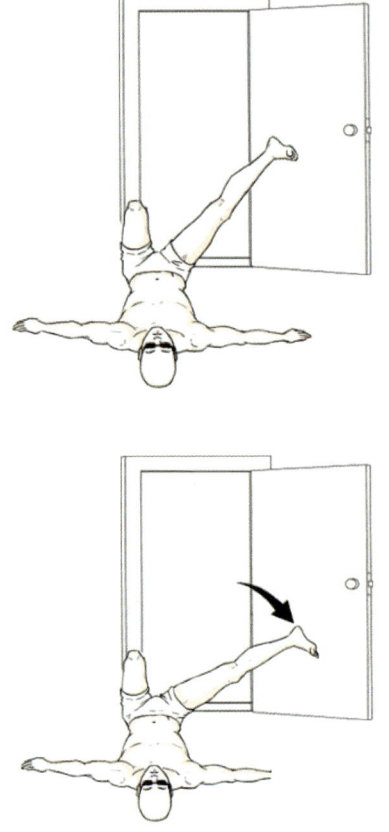
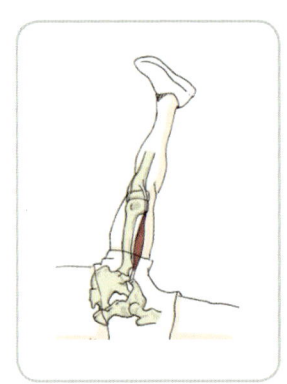

주의
골반은 움직이지 말 것!

① 바닥에 누워 그림처럼 문이나 모서리 사이에 한쪽 무릎을 굽혀 고정시킵니다.
② 아픈 쪽 무릎을 완전히 펴서 천천히 바깥쪽으로 다리를 벌립니다.
③ 내전근 부위가 늘어나는 느낌에 집중하면서 15초씩 3세트 반복합니다.
④ 반대쪽도 똑같이 합니다.

(2) 서서 하는 법

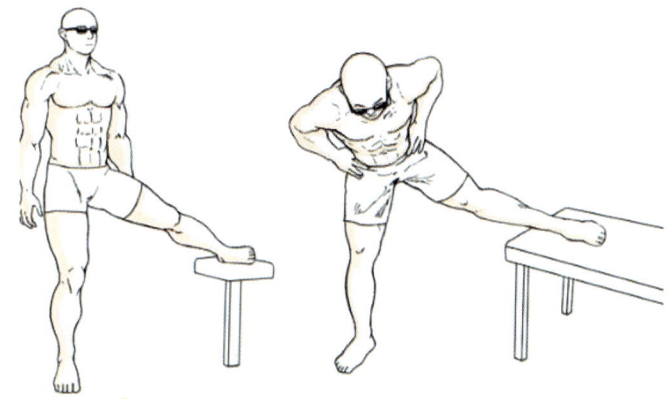

주의
허리를 둥글게 말지 않도록!

① 적당한 높이의 의자나 계단에 발가락이 정면을 향하도록 아픈 쪽 다리를 올립니다.
② 허리를 세운 채 상체를 천천히 숙입니다.
③ 내전근 부위가 늘어나는 느낌에 집중하면서 15초씩 3세트 반복합니다.
④ 반대쪽도 똑같이 합니다.

[장요근 마사지]

장요근은 허리뼈와 다리에 붙어있어서 허리와 골반 움직임에 크게 관여하는 근육입니다. 내전근 스트레칭과 함께 장요근을 마사지해주면, 허리와 골반 움직임이 한결 좋아집니다.

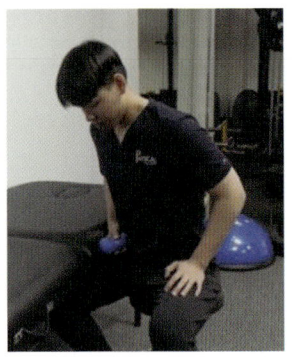 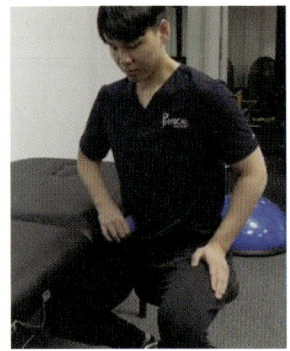

① 침대나 탁상 옆에 바짝 붙어 앉아서 복부와 그 사이에 마사지볼을 댑니다.
② 배꼽에서 오른쪽 아래로 1cm 부위가 장요근인데 특히 뻐근한 부위를 찾아 천천히 풀어줍니다.
③ 30초씩 3세트 아픈 쪽만 실시합니다.

→ [요방형근 마사지]-194쪽, [허리 골반 협응 운동]-170쪽도 병행해주세요.

memo

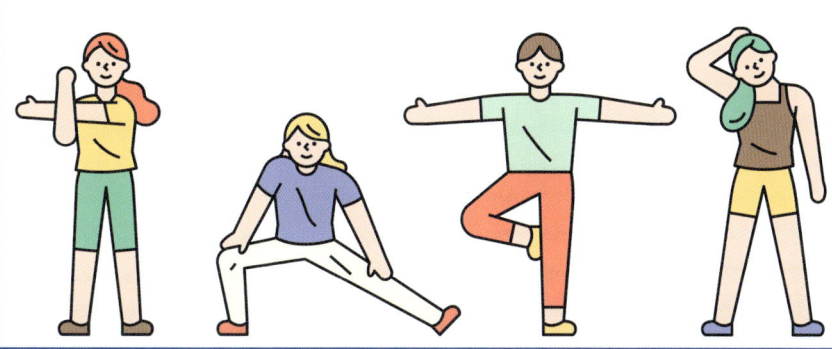

PART

제6부를 이해하기 위한 기본 용어

- **하퇴**: 무릎과 발목 사이의 뒤쪽 근육 부분.
- **엉덩관절(고관절) 굽힘(굴곡, flexion)**: 다리 들어 올리며 고관절을 앞으로 굽히는 동작.
- **엉덩관절(고관절) 가쪽돌림(lateral rotation)**: 다리를 바깥으로 돌리며 고관절을 밖으로 돌리는 동작.
- **엉덩관절(고관절) 외전(abduction)**: 다리를 밖으로 벌리는 동작.
- **무릎관절의 안쪽돌림(medial rotation)**: 무릎을 굽힐 때, 잠겨있던 무릎 관절을 마치 나사처럼 풀어주는 동작.

활기찬 백세인생을 부탁해!
무릎 & 허벅지

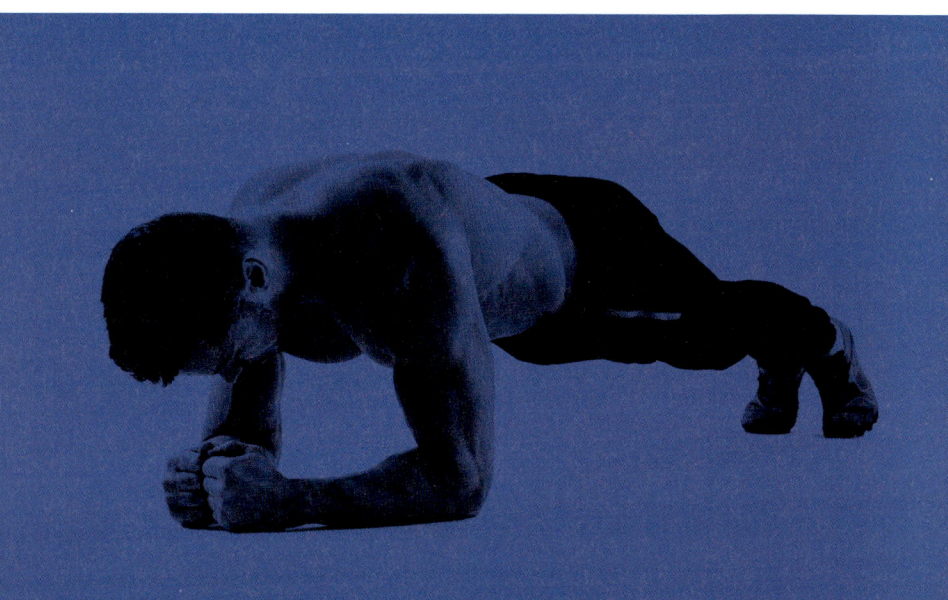

1장

계단을 오르내릴 때 무릎이 아픈데, 나이 들면 다 그런 거예요?

∞

대퇴사두근 (넙다리네갈래근)

quadriceps femoris

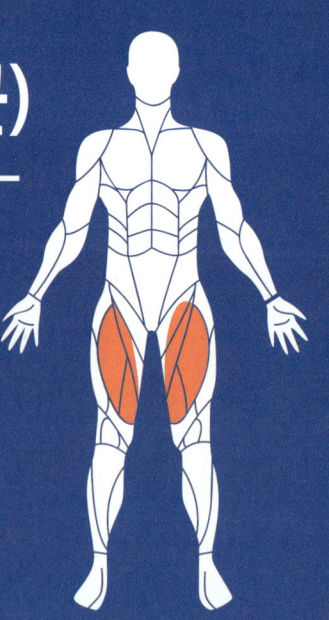

이런 증상이 있습니다!

- 무릎 안쪽, 허벅지 아래쪽에 통증이 있습니다.
- 울퉁불퉁한 길을 걸을 때 무릎이 아픕니다.
- 허벅지 바깥쪽에 통증이 있습니다.
- 옆으로 돌아누워 잘 때 무릎이 아픕니다.
- 걷기, 달리기를 할 때 허벅지 부위에 통증이 있습니다.
- 계단이나 오르막길을 오르내릴 때 무릎 통증이 있습니다.
- 무릎을 완전히 펴려고 하면 무릎 통증이 심해집니다.
- 무릎을 완전히 구부리기가 어렵습니다.

대퇴사두근 quadriceps femoris에 대해 알아봅시다!

대퇴사두근(넙다리네갈래근)은 어디에 있나요?

대퇴사두근이란 허벅지에 있는 네 갈래의 근육을 말하며, 각각 대퇴직근(넙다리곧은근, rectus femoris), 내측광근(안쪽넓은근, vastus medialis), 외측광근(가쪽넓은근, vastus lateralis), 중간광근(중간넓은근, vastus intermedius)에 해당합니다. 순우리말로는 넙다리네갈래근이라고 합니다. 머리(caput)가 넷(quadri)인 허벅지(femoris) 근육이라는 뜻입니다. 대퇴직근을 제외한 3개의 근육(넓은근)은 모두 무릎관절만 통과하므로 무릎관절의 움직임에 관여합니다. 즉 내측광근, 외측광근, 중간광근은 무릎의 폄에 중요한 일을 하죠. 그중 대퇴직근 바로 아래 있는 중간광근은 크기는 작지만 사선으로 에워싸여 있어서 무릎을 수직으로 당기는 역할을 하는 등

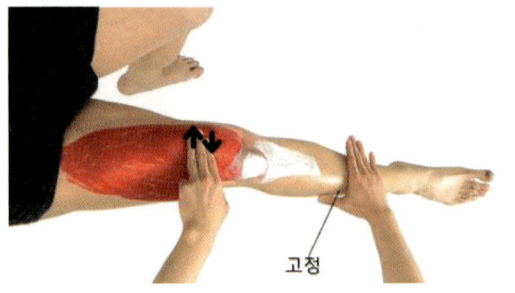
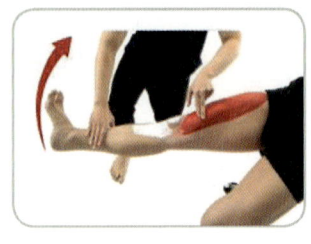

고정

무릎의 움직임에 아주 중요한 일을 합니다. 대퇴직근은 엉덩관절과 무릎관절을 모두 통과하므로 무릎뿐만 아니라 허벅지와 골반의 움직임에도 관여합니다.

대퇴사두근은 어쩌다 뭉치는 걸까요?

(1) 내측광근(안쪽넓은근)
- 무릎을 꿇고 오랜 시간 앉아있었다.
- 발목이 안쪽으로 심하게 꺾여있다(내번족).
- 양쪽 다리 길이에 차이가 있어서, 짧은 쪽에 부하가 많이 걸린다.

(2) 외측광근(가쪽넓은근)
- 무릎 바깥쪽에 직접적인 충격이 있었다.
- 오랜 시간 무릎을 펴서 앉아있었다.
- 다리를 모으면서 스키를 탔다.

(3) 중간광근(중간넓은근)
- 무릎 부상을 당했다.
- 하이힐을 장시간 신었다.
- 무릎 근육에 불균형이 있다.

(4) 대퇴직근(넙다리곧은근)

- 무거운 것을 허벅지 위에 장시간 올려놓았다.
- 무릎 수술을 한 지 얼마 되지 않았다.
- 한자리에 장시간 앉아있었다.

대퇴사두근에 연결된 통증 부위

대퇴사두근을 구성하는 네 근육은 무릎의 안정화에 중요한 일을 할 뿐만 아니라, 뛰기, 점프하기, 공차기 등 강한 힘을 발휘하는 운동에서도 중요한 역할을 합니다. 그러나 운동을 과하게 하거나 잘못된 자세로 할 때 뭉치기 쉬운 근육이며 무릎 통증으로 연결되기 때문에 운동 후에는 잘 풀어주어야 합니다.

특히 요즘처럼 집콕 족이 늘고 활동량이 부족해지면서 대퇴사두근이 줄어들 위험이 높습니다. 근력이 떨어지는 나이라면 이 점을 더욱 염두에 두어야 합니다. 다음 쪽에 소개되는 동작들을 틈틈이 해주시면 대퇴사두근 뭉침을 해결할 수 있고, 무릎 건강을 지키는 데 큰 도움이 될 것입니다.

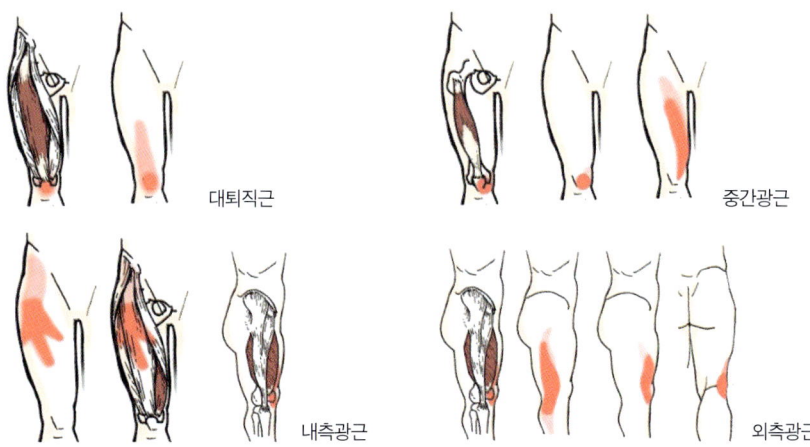

대퇴직근 중간광근

내측광근 외측광근

통증 부위

[대퇴사두근을 잘 풀어주는 방법]

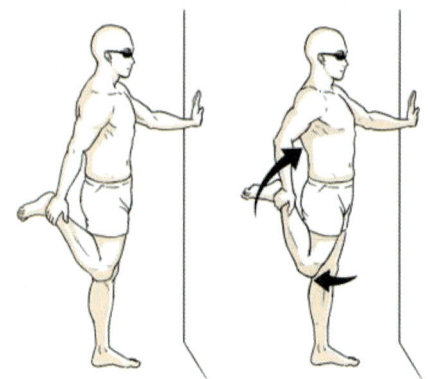
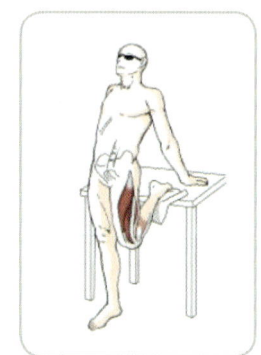

주의

허리가 앞으로 숙여지거나 뒤로 꺾이지 않도록 할 것!

① 왼손으로 벽을 짚거나 기둥을 잡은 다음, 오른손으로 오른쪽 발목을 잡고 뒤로 당깁니다(허리가 꺾이지 않게 주의하면서 무릎만 뒤쪽으로 이동시킵니다. 그래야 근육만 늘어납니다).
② 대퇴사두근 부위가 늘어나는 느낌에 집중하면서 15초씩 3세트 반복합니다.
③ 반대쪽도 똑같이 합니다.

[Q-세팅]

이 운동은 슬개골(무릎 한가운데 있는 오목한 뼈)의 움직임을 느끼며 대퇴사두근을 활성화시키는 운동으로 'Q 세팅 운동'이라고 합니다. 뻣뻣한 무릎뼈의 움직임을 부드럽게 해주고 대퇴사두근의 수축된 근섬유를 재정렬시켜 줍니다. 특히 하지 근육이 불균형한 사람들에게 매우 효과적인 운동입니다.

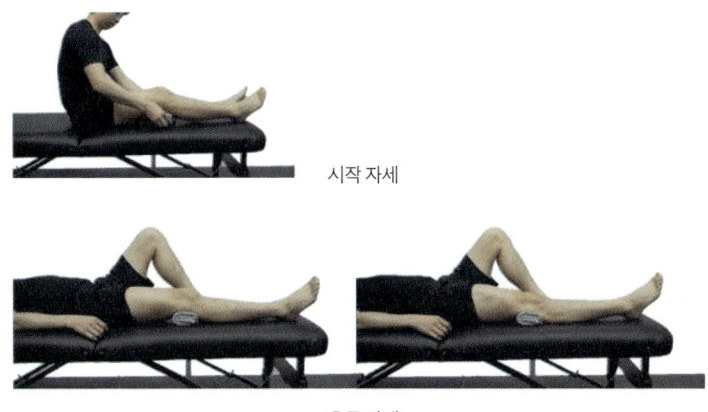

시작 자세

운동 자세

① 아픈 쪽 무릎 아래에 수건을 깔고 눕습니다.
② 수건을 압박한다고 생각하며 허벅지 근육을 수축시킵니다.
③ 6초간 수건을 누른 뒤 천천히 힘을 뺍니다.
④ 아픈 쪽만 12회 3세트 실시합니다.

[TKC 운동]

TKC 운동은 밴드를 이용한 자가 저항 운동으로, 무릎 안정성을 높이는 데 매우 효과적입니다.

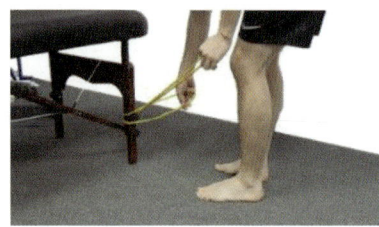

시작 자세

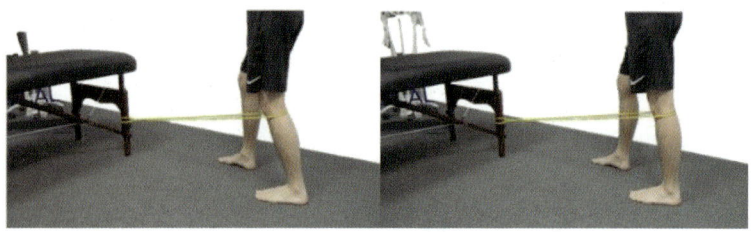

운동 자세

① 밴드의 한쪽을 의자나 침대에 묶고, 반대쪽을 아픈 쪽 무릎 뒤쪽에 묶습니다.
② 런지 자세를 취하되 밴드가 묶인 무릎을 뒤에 놓고 천천히 굽혔다 폅니다 (밴드의 저항감을 느껴주세요).
③ 아픈 쪽만 12회씩 3세트 실시합니다.

[밴드 스쾃]

밴드 스쾃은 무릎관절의 안정성을 강력히 증진시켜 주는 운동입니다. 복부-엉덩이-대퇴사두근-종아리 근육으로 이어지는 근막 체인의 근력 향상에 효과가 좋습니다.

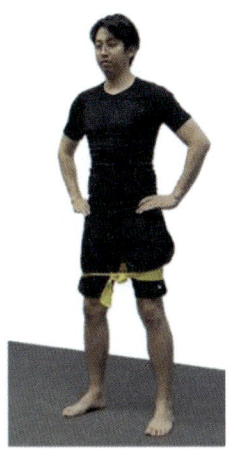 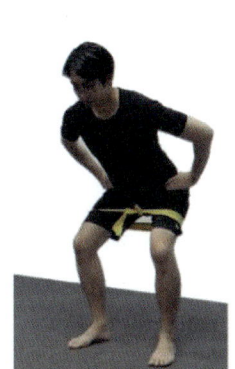

① 밴드를 양 무릎에 묶은 다음 양손을 고관절 부위에 올리고 팬티라인을 접는다는 느낌으로 천천히 상체를 숙입니다.
② 이때 무릎이 안쪽으로 쏠리지 않도록 계속 엉덩이에 힘을 주세요.
③ 무릎과 발끝이 일직선상에 위치하도록 하면서 ①②번 동작을 반복합니다.
④ 12회 3세트 실시합니다.

2장

햄스트링이라는데.. 좀처럼 낫질 않아요
∞
대퇴이두근 (넙다리두갈래근)

biceps femoris

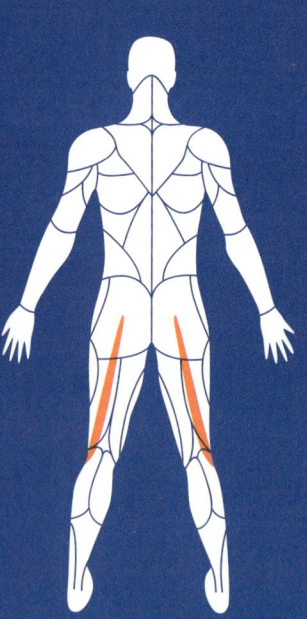

이런 증상이 있습니다!

- 무릎 뒤 허벅지 바깥쪽 부분에 통증이 있습니다.
- 무릎을 펴고 걸으면 무릎 뒤가 당기고 찌릿찌릿 쑤십니다.
- 앉았다 일어날 때 팔을 어딘가 짚어야 합니다.
- 무릎이 아파서 절뚝이며 걸을 때도 있습니다.
- 따뜻한 찜질을 해주면 일시적으로 통증이 가라앉지만, 시간이 지나면 다시 통증이 밀려옵니다.

대퇴이두근 biceps femoris에 대해 알아봅시다!

대퇴이두근(넙다리두갈래근)은 어디에 있나요?

대퇴이두근은 두 개의 머리(biceps)를 지닌 허벅지(femoris) 근육이라는 뜻으로, 순우리말로는 넙다리두갈래근이라고 합니다. 여기서 두 개의 머리란 긴 갈래(장두, long head)와 짧은 갈래(단두, short head)를 가리키며, 두 갈래 근육은 무릎 위에서 모여 무릎관절 뒤쪽 바깥면을 따라 종아리뼈 머리까지 이어집니다. 허벅지 뒤쪽에는 세 개의 근육이 햄스트링(슬와근, hamstring)을 덮고 있는데 그중 대퇴이두근의 비중이 가장 높아서 대퇴이두근은 곧 햄스트링과 동일하게 여겨집니다.

대퇴이두근이 주로 하는 일은 무릎관절의 굴곡(앞으로 굽힘), 고관절의 신전(뒤로 젖힘), 하퇴(종아리)의 외측 회전입니다.

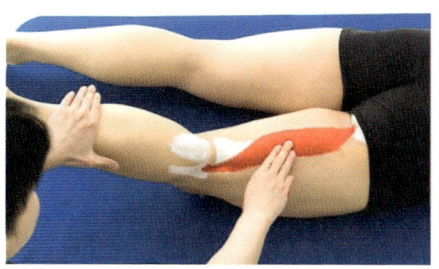

대퇴이두근은 어쩌다 뭉치는 걸까요?

- 단거리 달리기와 같이 갑작스럽게 전력 질주를 했다.
- 허벅지 뒷부분 스트레칭을 과도하게 했다.
- 다리가 땅에 닿지 않는 높은 의자에 장시간 앉았다.
- 장기간 무릎 아래에 베개를 두고 잠을 잤다.

대퇴이두근에 연결된 통증 부위

대퇴이두근은 대퇴사두근과 협력해 몸의 앞뒤 균형을 유지합니다. 햄스트링을 구성하는 대부분의 근육이 대퇴이두근이다 보니, 대퇴이두근이 뭉치면 햄스트링에 부하가 걸리고, 나아가 고관절 안정성에도 문제가 생겨 다리를 절게 될 수 있습니다. 주된 통증은 엉덩이와 허벅지 뒤쪽, 그리고 뒷무릎의 안쪽에 나타납니다.

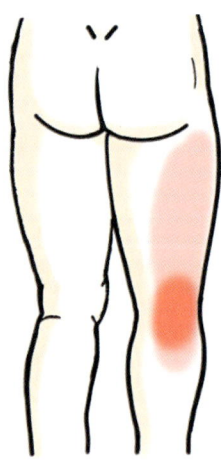

통증 부위

[대퇴이두근을 효과적으로 풀어주는 방법]

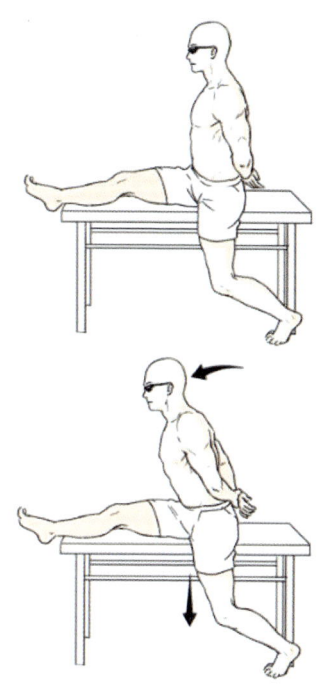

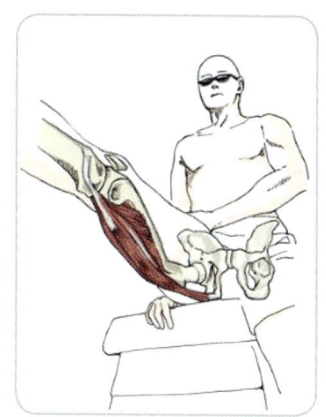

주의

허리가 둥글게 말리지 않도록!

① 양손을 뒷짚지고, 탁자 위에 한쪽 다리를 올려놓습니다.
② 허리를 꼿꼿이 세운 채, 상체를 천천히 숙이고 동시에 반대쪽 무릎을 살짝 굽힙니다.
③ 대퇴이두근 부위가 늘어나는 느낌에 집중하면서 15초씩 3세트 실시합니다.
④ 반대쪽도 똑같이 합니다.

[종아리 마사지]

대퇴이두근이 뭉치면 여기에 연결된 종아리 근육도 풀어주어야 합니다. 그래야 하체 근육의 밸런스와 하체 뒤쪽의 안정성이 유지됩니다.

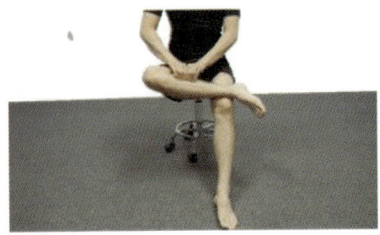 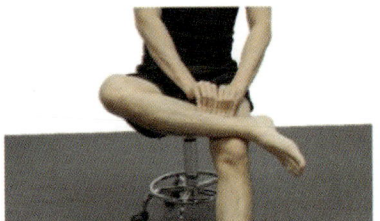

① 사진처럼 의자에 앉고 한쪽 다리를 접어서 반대편 무릎에 올립니다.

② 양손을 갈고리 모양으로 만들어 종아리뼈 안쪽에 넣은 뒤, 위쪽부터 아래쪽까지 부드럽게 주물러 줍니다.

③ 세게 누르지 말고 천천히 부드럽게 근육을 잡아 당긴다는 느낌으로 합니다.

④ 20초씩 3세트 실시하고, 반대쪽도 똑같이 합니다.

[허벅지 등척성 강화 운동]

이 운동은 내측광근, 외측광근을 활성화시켜줌으로써 무릎뼈를 안정화시키고 햄스트링에 가해지는 스트레스를 줄여줍니다.

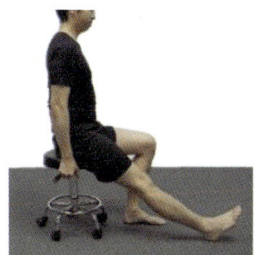 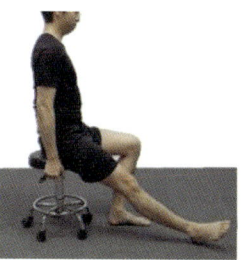 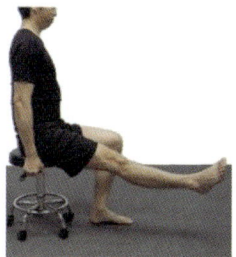

① 의자에 앉아서 한쪽 발을 완전히 폅니다.
② 무릎을 편 채 그 발을 바깥쪽으로 돌립니다.
③ 바깥쪽으로 돌아간 상태에서 그 발을 천천히 들어 올립니다. 무릎 안쪽에 힘이 들어가는 것에 집중합니다.
④ 아픈 쪽만 12회 3세트 실시합니다.

3장

걸그룹 댄스 따라 했을 뿐인데, 양반다리가 안 돼요
∞ 봉공근(넙다리빗근)

sartorius

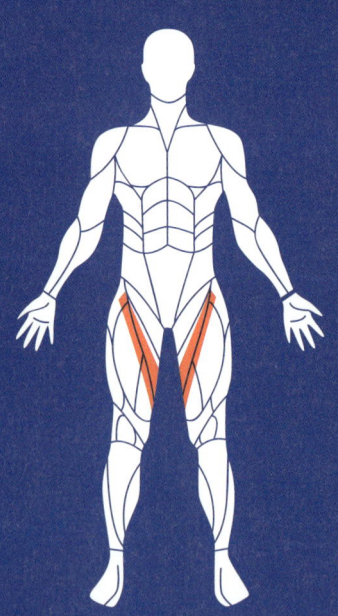

> ### 이런 증상이 있습니다!
> - 허벅지 앞쪽부터 무릎 안쪽까지 타고 내려오는, 타는 듯한 통증이 있습니다.
> - 간혹 피부 밑이 따갑기도 합니다.
> - 무릎 안쪽에 통증이 심하고 감각이 예민해집니다.
> - 양반다리로 앉으면 허벅지와 무릎에 찌르는 통증이 있습니다.

봉공근sartorius에 대해 알아봅시다!

봉공근(넙다리빗근)은 어디에 있나요?

봉공근은 고관절에서 허벅지 안쪽을 지나 무릎관절 아래까지 띠 모양으로 이어지는 인체에서 가장 긴 근육입니다. 순우리말로는 넙다리빗근이라 하며, 라틴어 재단사(sartori)에서 파생된 말입니다. 재봉틀을 밟으며 작업하는 재단사가 가장 많이 쓰는 근육이라는 뜻입니다. 봉공근은 엉덩관절(고관절)과 무릎관절의 움직임에 관여합니다. 엉덩관절의 굽힘, 가쪽돌림, 벌림(외전), 그리고 무릎관절의 굽힘, 안쪽돌림에서 봉공근은 매우 중요한 일을 합니다. 걷거나 달릴 때 다리를 앞으로 가져오는 일을 돕고, 두 다리를 포갤 때 일을 합니다. 근섬유가 평행으로 줄지어 있고 결합조직이 적으며, 자극을 가하기 쉽다는 점 때문에 봉공근은 개구리 등 동물 실험에서 체외로 자주 적출되는 근육이기도 합니다.

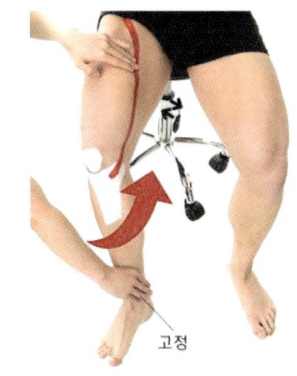
고정

PART 6 무릎 & 허벅지

봉공근은 어쩌다 뭉치는 걸까요?

- 축구, 수영, 댄스처럼 무릎과 고관절을 많이 사용하는 운동을 한다.
- 다리를 W자 혹은 양반다리로 접어서 바닥에 장시간 앉는다.
- 장시간 다리를 꼬고 의자에 앉는다.
- 몸에 꽉 끼는 속옷을 착용한다.
- 온종일 서서 일한다.

봉공근에 연결된 통증 부위

봉공근이 뭉치면 가장 먼저 허벅지가 콕콕 찌르듯이, 혹은 쓰라리게 아픕니다. 이 통증이 허벅지 안쪽을 타고 무릎 안쪽으로 이어지기도 하죠. 양반다리, 혹은 제기차기 자세를 하면 봉공근이 짧아지면서 통증이 생깁니다. 이 경우 특히 앉았다 일어날 때 허벅지 안쪽에 찌르는 듯한 통증이 있습니다. 아기를 안을 때 다리를 모아서 안아주어야 하는 이유입니다.

한때 모 걸그룹 멤버가 '봉공근 염좌' 부상을 입었다는 소식이 알려지면서 봉공근이 주목을 받은 적이 있습니다. 골반과 엉덩관절, 무릎관절 등 하체를 많이 사용하고, 게다가 하이힐까지 신어서 격한 안무를 소화하는 걸그룹의 특성상 봉공근은 쉽게 뭉치고 잘 풀어주지 않으면 염증이 발생할 수도 있는 부위입니다.

통증 부위

[봉공근을 효과적으로 풀어주는 방법]

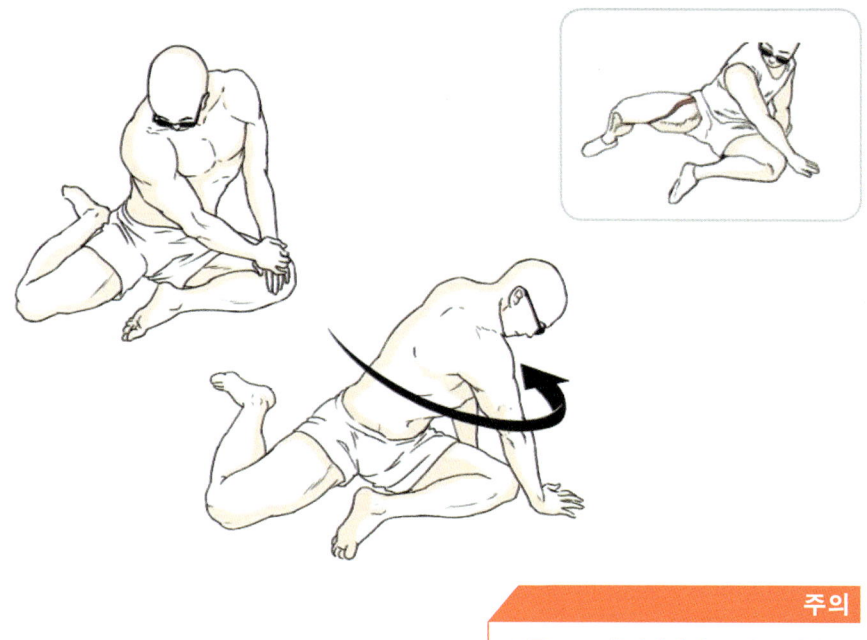

주의
무릎 통증이 심해지면 즉시 중단할 것!

① 한쪽 다리는 뒤로, 나머지 다리는 안쪽으로 엇갈려 접어 앉고, 양손을 앞에 있는 무릎 위에 올립니다.
② 양손을 무릎 바깥쪽에 놓고 손바닥을 바닥에 붙인 다음, 몸통을 그쪽으로 돌립니다.
③ 봉공근이 늘어나는 느낌에 최대한 집중하면서 15초씩 3세트 실시합니다.
④ 반대쪽도 똑같이 합니다.

[골반 척추 안정화 및 협응 운동]-208쪽, [둔근 활성화 운동]-171쪽, [허리 골반 협응 운동]-170쪽을 병행해주세요.

4장

오금이 저린다는 게 이렇게 아픈 건지 몰랐어요
∞
슬와근(오금근)

popliteus

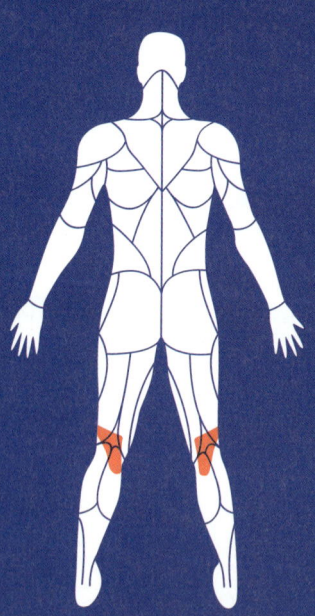

이런 증상이 있습니다!

- 무릎을 완전히 폈을 때 무릎 뒤가 아프고, 구부릴 때 통증이 더욱 심해집니다.
- 무릎 뒤쪽 움푹 패인 곳을 누르면 심한 압통이 있습니다.
- 무릎이 약해진 느낌이 들고 뚝뚝 소리가 납니다.
- 달리거나 걸을 때 무릎이 아프고, 특히 계단을 내려갈 때 무릎 뒤쪽이 아픕니다.
- 앉았다 일어설 때 무릎을 굽혔다 펴면 무릎 바깥쪽이 아픕니다.

슬와근 popliteus 에 대해 알아봅시다!

슬와근(오금근)은 어디에 있나요?

슬와근은 뒤쪽 종아리에 있는 삼각형의 근육이며, 무릎이 구부러지는 오목한 안쪽, 즉 오금(poples) 부위에 있어서 순우리말로는 오금근이라고 합니다. 길이는 짧은 편이지만, 무릎관절의 굽힘(flexion)과 안쪽돌림(medial rotation)을 담당하는 매우 중요한 근육입니다. 무릎을 굽히려 할 때, 마치 나사 같은 무릎의 잠금 장치를 푸는 열쇠 근육이라고 이해하면 됩니다. 또한 걷거나 달릴 때 종아리 속도를 조절하는 것도 슬와근의 주요 기능 중 하나입니다. 쪼그린 자세를 지속하거나, 내리막을 달려 내려갈 때 슬와근이 뭉칠 수 있으니 주의해야 합니다.

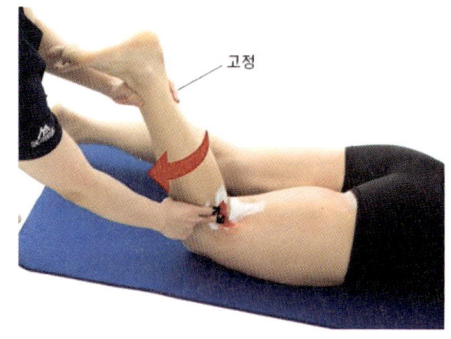

슬와근은 어쩌다 뭉치는 걸까요?

- 달리기, 축구, 자전거 타기 등 무릎을 과도하게 사용한다.
- 스트레칭을 할 때 무릎이 과도하게 꺾이는 동작을 한다.
- 쪼그린 자세로 장시간 앉는다.
- 후방십자인대가 파열되었다.

슬와근에 연결된 통증 부위

슬와근이 뭉치면 무릎 뒤쪽 오금이라는 부분에 통증이 발생합니다. 오금 부위를 누르면 강한 압통이 발생합니다. 대퇴이두근(햄스트링) 통증과 슬와근 통증은 함께 발생하기도 합니다. 무릎을 펴면 통증이 심해지면서 햄스트링이 뻣뻣해지기도 합니다. 계단이나 언덕 아래로 내려갈 때 무릎에 통증이 발생할 수 있습니다. 쪼그려 앉아서 밭일을 하거나 좌판에서 물건을 파는 상인들의 경우 슬와근은 늘 주의를 기울여야 하는 부위입니다. 교통사고를 당해 십자인대가 파열된 경우 슬와근이 손상될 가능성이 크지만, 달리기를 많이 해서 슬와근이 과사용된 경우도 문제가 많습니다.

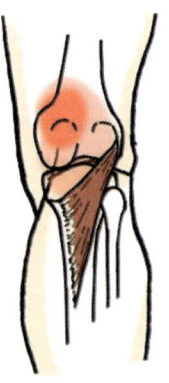 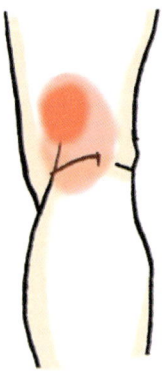

통증 부위

[슬와근을 효과적으로 풀어주는 방법]

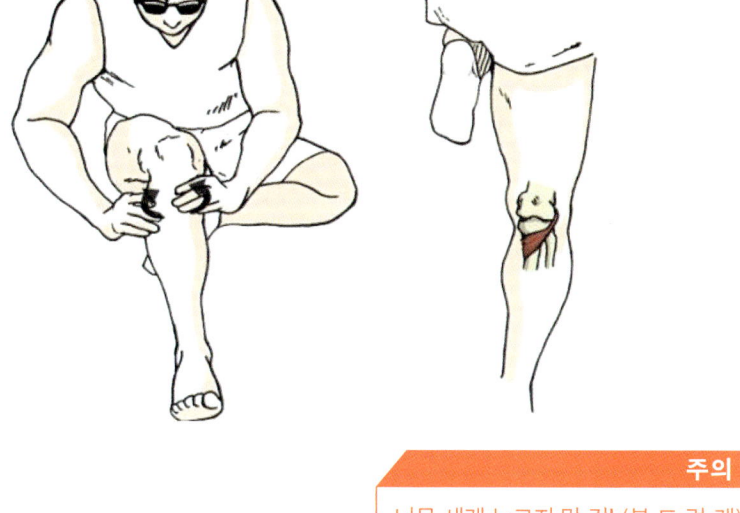

주의
너무 세게 누르지 말 것! (부.드.럽.게)

① 바닥에 앉아서, 뭉친 쪽 종아리를 두 손으로 잡고, 엄지손가락으로 무릎 안쪽 푹 패인 공간을 부드럽게 주물러 줍니다.
② 어느 정도 풀린 것 같으면, 약간 아래(경골부)도 같이 풀어주세요.
③ 통증이 완전히 없어질 때까지 20초씩 3세트 반복합니다.

→ [허벅지 등척성 강화 운동]-231쪽, [TKC 운동]-224쪽을 병행해주세요.

PART

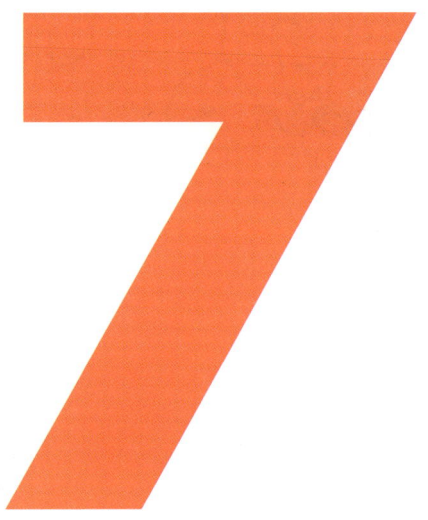

제7부를 이해하기 위한 기본 용어

- **발목의 발바닥 굽힘(plantar flexion)**: 발뒤꿈치를 발목 쪽으로 꺾고 발가락을 발바닥 쪽으로 말며 오므리는 동작.
- **발목의 발등 굽힘(dorsiflexion)**: 발뒤꿈치를 발바닥 쪽으로 오므리고 발가락을 발등 쪽으로 꺾는 동작.
- **발의 가쪽 번짐(eversion)**: 발을 새끼발가락 쪽에서 밖으로 돌리는 동작.
- **발의 안쪽 번짐(inversion)**: 발을 새끼발가락 쪽에서 안으로 마는 동작.

내 체중을 부탁해!
발목 & 발가락

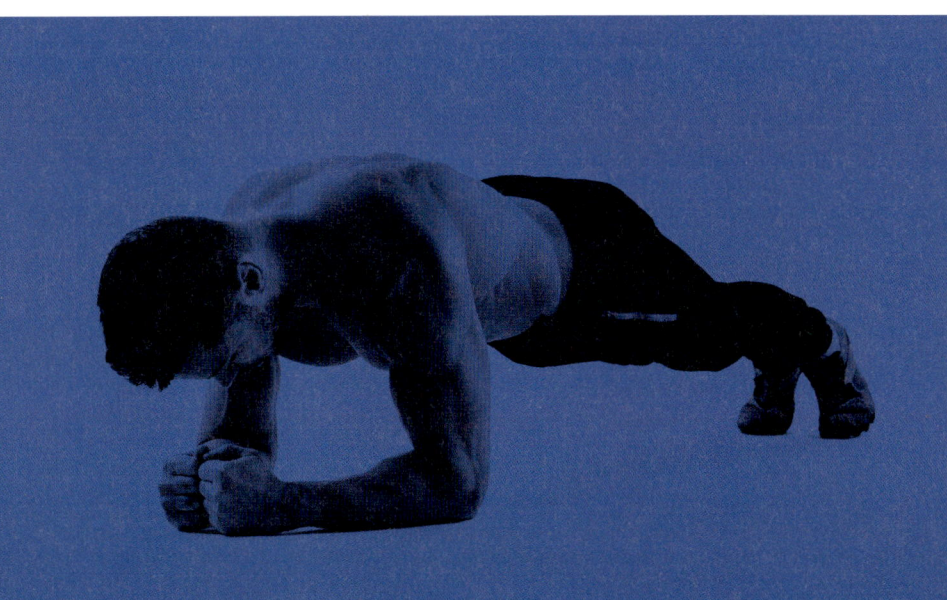

1장

발목이 약해서 자주 삐어요
∞
비골근(종아리근)

peroneus

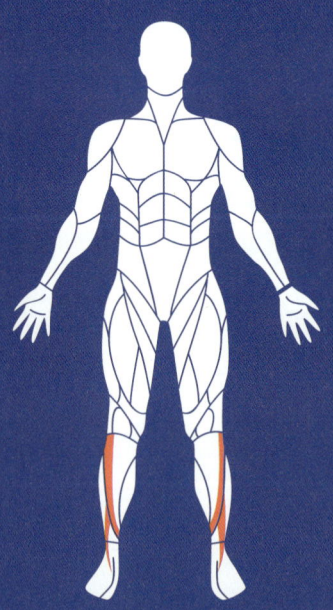

이런 증상이 있습니다!

- 발목의 복숭아뼈 뒤쪽이 아픕니다.
- 발목이 불안정해서 자주 삡니다.
- 까치발로 서기가 어렵습니다.
- 발뒤꿈치부터 종아리 쪽으로도 통증이 있습니다.

비골근 peroneus에 대해 알아봅시다!

비골근(종아리근)은 어디에 있나요?

비골근은 종아리 근육으로 장비골근, 단비골근, 그리고 제3비골근으로 구성됩니다. 비골근은 순우리말로 종아리근이라 하며 각각 긴종아리근(peroneus longus), 짧은종아리근(peroneus brevis), 제3종아리근(peroneus tertius)이라 합니다. 장비골근은 종아리 측면에서 시작돼 엄지발가락으로 이어지고, 단비골근은 발목에 가까운 종아리 측면에서 새끼발가락으로 이어집니다. 제3비골근은 단비골근과 장비골근 사이에 있으며 역시 새끼발가락까지 이어집니다. 장, 단비골은 발뒤꿈치를 발목 쪽으로 꺾는 동작(발바닥 굽힘)과 새끼발가락 쪽에서 밖으로 돌리는 동작(가쪽 번짐)에 주로 관여합니다. 제3비골근은 반대로 발바닥을 발등 쪽으로 꺾는 동작(발등 굽힘)에 관여합니다. 결국, 다리가 안팎으로 쏠리지 않도록 균형을 잡아주는 역할을 모든 비골근이 합니다. 여기서는 주로 장비골근과 단비골근에 대해 알아보겠습니다.

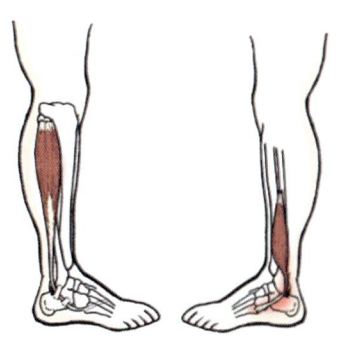

장비골근　　단비골근

장, 단비골근은 어쩌다 뭉치는 걸까요?

- 자주 양반다리를 하고 앉는다.
- 하이힐을 즐겨 신는다.
- 평발이다.
- 발목이 안쪽으로 접질렸다.
- 발목 깁스를 오랫동안 했다.

장, 단비골근에 연결된 통증 부위

비골근은 다리의 균형을 잡아주는 근육이므로, 이 근육에 문제가 생기면 발목이 불안정해져서 한 발로 균형 잡기가 어려워집니다. 이런 경우 습관적으로 발목을 삐기가 쉬운데 대체로 안쪽으로 꺾이는 증상이 많이 나타납니다. 비골근이 뭉치면 비골근이 위치한 종아리 측면뿐만 아니라, 발목과 발등에도 통증이 번질 수 있습니다. 특히 발목 뒤쪽 복숭아뼈 부근이 아프다면 비골근을 먼저 풀어주세요. 다음 쪽 소개하는 동작들을 따라 하면, 비골근이 풀리면서 발목 통증도 사라질 것입니다.

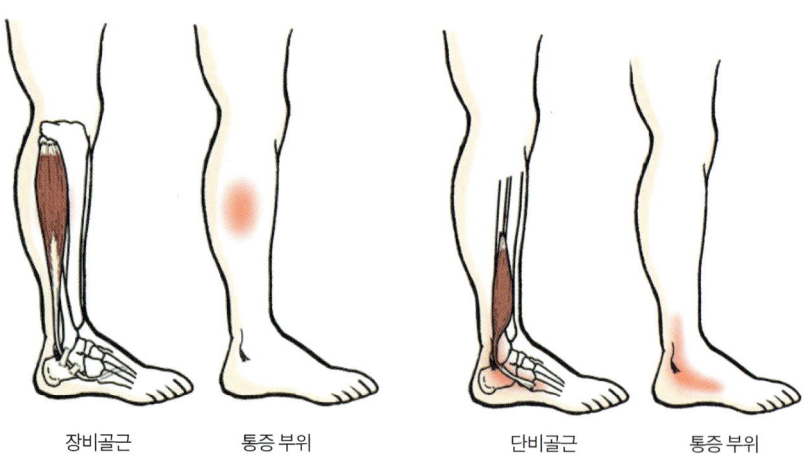

장비골근   통증 부위   단비골근   통증 부위

[장, 단비골근을 효과적으로 풀어주는 방법]

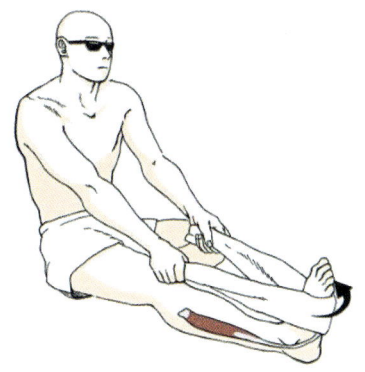

주의
무릎을 굽히지 말 것!

① 바닥에 앉아서, 왼쪽 무릎을 안으로 접어 오른발에 고정시킵니다.
② 오른발에 수건을 끼워 양손으로 당겨서 발등이 발목 쪽으로 꺾이도록 합니다.
③ 발목 바깥쪽 부위가 늘어나는 느낌에 집중하면서 15초씩 3세트 반복합니다.
④ 반대쪽도 똑같이 합니다.

[발가락 심부 근육 활성화 운동]

비골근이 약하면 발가락 근육과 발바닥 심부 근육도 약한 경우가 많으므로, 비골근 스트레칭 전에 이 운동을 선행해주는 것이 좋습니다.

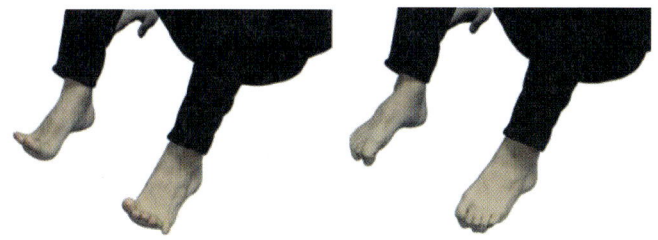

① 바닥에 앉아서 발바닥을 바닥에 붙입니다.
② 발가락을 완전히 위로 들어 올리고 완전히 조여주기를 반복합니다.
③ 두 발 모두 12회씩 3세트 실시합니다.

[발목 신경근 강화 운동]

이 운동은 발목 신경근을 강화함으로써 비골근이 제 기능을 회복하도록 도와줍니다.

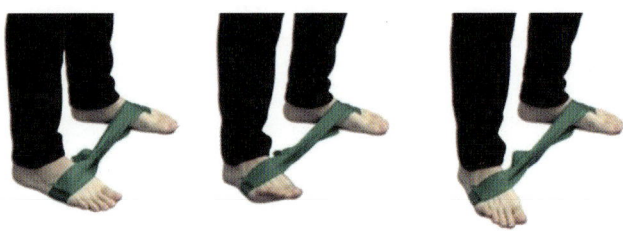

① 매트 위에 서서 양쪽 발바닥에 밴드를 묶어줍니다.
② 한쪽 발은 고정하고 반대쪽 발을 들어 올려 바깥쪽으로 돌립니다.
③ 이 과정을 반복하며 12회씩 3세트 실시합니다.
④ 발을 바꿔 똑같이 해줍니다.

[발목 동적 안정화 운동]

이 운동은 발목 주변부 근육의 협응력을 높여주고 발목 근육의 불균형을 정상화시키는 데 도움이 됩니다.

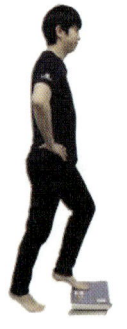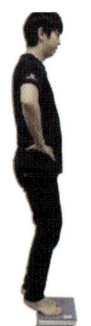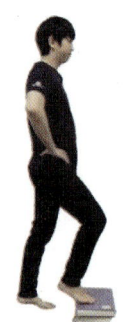

① 바닥에 두꺼운 책을 2권가량 놓고 골반과 허리를 편 채, 발 앞쪽 부분만 닿도록 책 위에 올라섭니다.
② 발뒤꿈치가 떨어지지 않도록 오르내리기를 반복합니다.
③ 12회 3세트 실시합니다.

2장

질질, 터벅터벅… 걷는 게 부자연스럽습니다
∞ 전경골근(앞정강근)

tibialis anterior

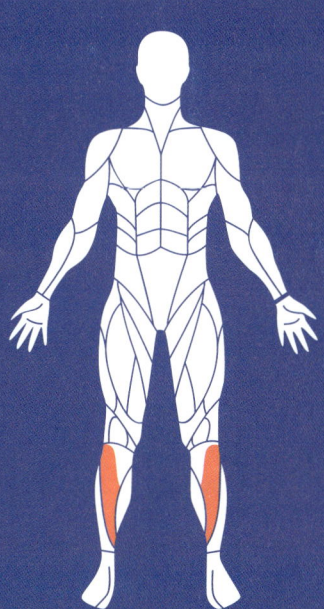

이런 증상이 있습니다!

- 발가락과 발목을 위로 젖힐 때 정강이 앞부분에 통증이 심합니다.
- 언덕을 올라갈 때 발목과 정강이에서 심한 통증이 몰려옵니다.
- 정강이와 발목에 이어 엄지발가락에도 통증이 있습니다.
- 발목을 위아래로 움직일 때 삐걱거리는 느낌이 듭니다.
- 발을 위로 드는 데 어려움이 있고, 그래서 발을 질질 끌거나 터벅터벅 걷게 됩니다.

전경골근 tibialis anterior 에 대해 알아봅시다!

전경골근(앞정강근)은 어디에 있나요?

전경골근은 정강이 앞 가쪽에서 발의 안쪽 면까지 길게 뻗어있는 정강이 근육입니다. 어원으로 볼 때, 앞에 있는(anterior) 정강뼈(tibialis)라는 뜻이며, 순우리말로 앞정강근이라 합니다. 발뒤꿈치를 발바닥 쪽으로 오므리고 발가락을 발등 쪽으로 꺾는 동작(발목의 발등 굽힘)과 발목을 새끼발가락 쪽에서 안으로 마는 동작(발의 안쪽 번짐), 그리고 발을 모을 때 작용하는 근육입니다. 요컨대, 전경골근은 우리가 걷고 달릴 때 발목을 앞뒤로 굽히고 좌우로 회전시키면서 다리의 균형을 잡아주는 매우 중요한 근육입니다.

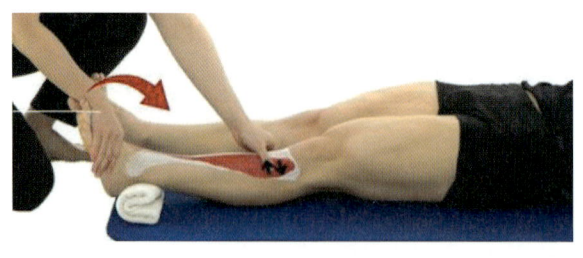

전경골근은 어쩌다 뭉치는 걸까요?

- 언덕을 오르게 되어 평소보다 발을 높이 들어 걸었다.
- 내리막을 뛰면서 내려왔다.
- 워밍업을 충분히 하지 않은 상태에서 달리기나 걷기를 장시간 과하게 했다.
- 하이힐을 장시간 신었다.

전경골근에 연결된 통증 부위

전경골근이 뭉치면 통증은 무릎 아래에서 시작돼 발목과 발가락으로 이어집니다. 주로 정강이 앞쪽에 통증이 몰리고 발목 안쪽과 엄지발가락에 통증이 있을 수도 있습니다. 특히 발끝을 세우는 동작을 하면 정강이 앞쪽이 당길 수 있고, 계단 같은 경사를 오를 때 정강이가 아프게 됩니다. 발을 들어 올리는 동작이 불편해서 발을 질질 끌거나 터벅터벅 걷는 자세가 나올 수 있습니다. 다음 쪽 동작을 통해 전경골근 건강을 지키시기 바랍니다.

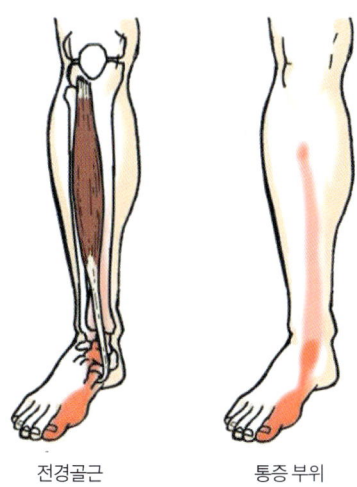

전경골근   통증 부위

[전경골근을 효과적으로 풀어주는 방법]

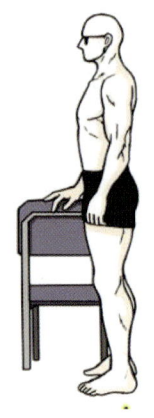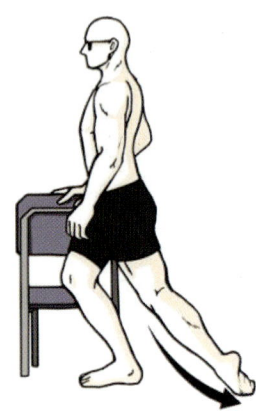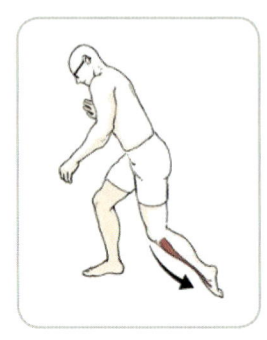

주의
앞쪽 무릎이 과도하게 튀어나오지 않도록!

① 한 손으로 의자를 잡고, 두 다리를 어깨너비로 벌려 섭니다.
② 허리를 꼿꼿이 세운 채 아픈 쪽 다리를 뒤로 뻗습니다. 앞쪽 다리는 무릎을 굽히고, 뒤쪽 다리와 의자를 잡은 손에 체중을 싣습니다.
③ 뒤쪽 다리의 정강이 앞쪽이 늘어나는 느낌에 집중하면서 15초씩 3세트 반복합니다.
④ 반대쪽도 똑같이 합니다.

→ [발가락 심부 근육 활성화 운동]-245쪽, [발목 신경근 강화 운동]-246쪽을 병행해주세요.

3장

좀 걸으면 종아리 뒤부터 발바닥까지 아파요

8 후경골근(뒤정강근)

tibialis posterior

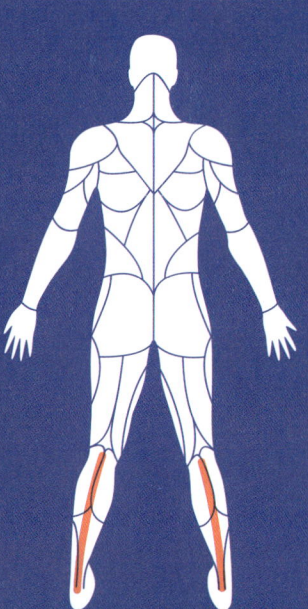

이런 증상이 있습니다!

- 걷거나 오래 서 있을 때 종아리 뒤쪽부터 발바닥까지 통증이 밀려옵니다.
- 발바닥 아치가 무너지면서 마치 평발이 되는 느낌입니다.
- 발뒤꿈치를 들면 통증이 밀려옵니다.

후경골근 tibialis posterior 에 대해 알아봅시다!

후경골근(뒤정강근)은 어디에 있나요?

정강이 앞에서 발의 안쪽으로 이어진 근육을 전경골근이라고 한다면, 후경골근은 정강이 뒤쪽, 즉 종아리(하퇴) 근육입니다. 정강뼈 뒷면에서 시작해 아킬레스건과 복숭아뼈 사이를 지나 발바닥까지 이어지죠. 뒤에 있는(posterior) 정강뼈(tibialis)라는 뜻으로, 순우리말로 뒤정강근이라 합니다. 전경골근과 함께 후경골근도 걷기와 달리기에서 중요한 일을 하는 근육입니다. 특히 후경골근은 발바닥 굽힘, 즉 발뒤꿈치를 발목 쪽으로 꺾고 발가락을 발바닥 쪽으로 오므리는 동작에 관여하므로, 걸을 때 발바닥을 아치형으로 만드는 데 중요하게 작용합니다.

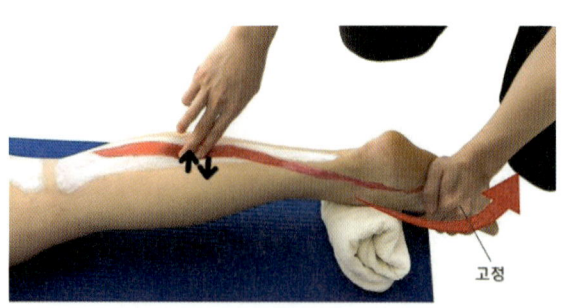

후경골근은 어쩌다 뭉치는 걸까요?

- 발을 헛디뎌 넘어졌다.
- 발목을 과도하게 사용했다.
- 워밍업을 충분히 안 한 상태에서 농구, 등산, 계단 오르기 등 발목에 부담이 되는 운동을 했다.

후경골근에 연결된 통증 부위

후경골근이 뭉치면, 후경골근이 있는 종아리 부근에 통증이 나타나고 아킬레스건과 발목 및 발바닥에도 통증이 나타날 수 있습니다. 특히 후경골근은 걸을 때 발바닥 아치 형성에 중요한 일을 하므로, 뭉치거나 이상이 생기면 이 기능에 문제가 생기면서 아킬레스건과 발목에 부담을 주게 되고, 심하면 족저근막염(발뒤꿈치 쪽 발바닥 통증)의 원인이 되기도 합니다. 심각해지기 전에 다음 쪽에 소개되는 동작들을 통해 후경골근을 그때그때 풀어주는 것이 좋습니다.

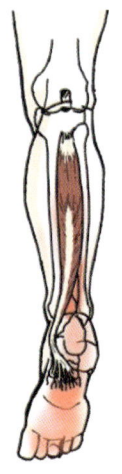

후경골근

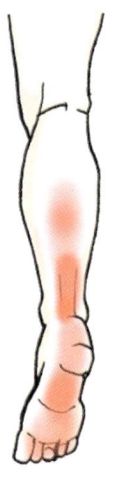

통증 부위

[후경골근을 효과적으로 풀어주는 방법]

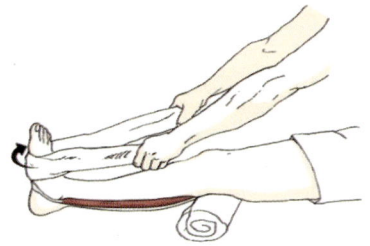

> **주의**
> 무릎 밑에 반드시 수건을 깔 것!

① 무릎 밑에 수건을 깔고 바닥에 앉습니다.
② 다른 수건으로 아픈 쪽 발바닥을 감아, 그림과 같이 새끼발가락이 들리는 방향으로 당깁니다.
③ 종아리 안쪽 근육이 늘어나는 느낌에 집중하면서 15초씩 3세트 반복합니다.

[햄스트링 스트레칭]

후경골근은 근신경학적으로 햄스트링과 연결되어있어서 두 근육이 같이 뭉치는 경우가 많습니다. 후경골근 스트레칭과 함께 햄스트링도 풀어주세요.

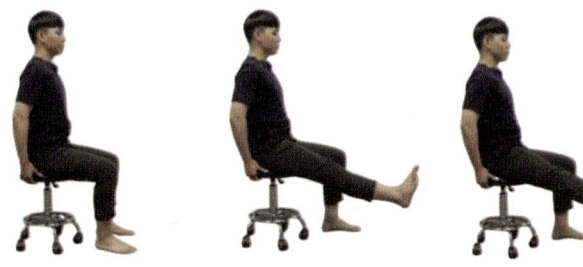

① 의자에 앉아 양손으로 의자를 잡아 자세를 고정시킵니다.
② 허리를 꼿꼿이 세운 채 아픈 쪽 다리를 쭉 뻗습니다.
③ 발목을 안쪽으로 돌렸다가 천천히 바깥쪽으로 돌렸다를 반복합니다.
④ 12회 3세트 실시합니다.

→ [햄스트링 마사지]-177쪽도 병행해주세요.

4장

자는 동안 장딴지에 쥐가 자주 나요
& 비복근(장딴지근)

gastrocnemius

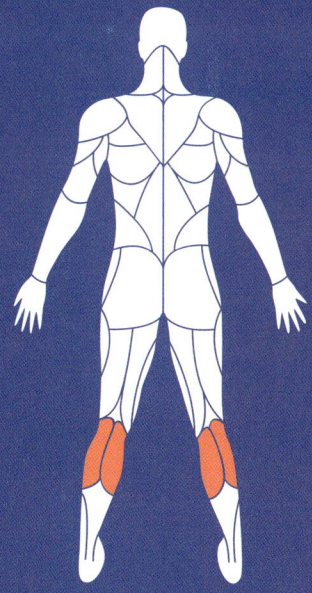

이런 증상이 있습니다!

- 종아리 뒷부분에 갑작스러운 통증이 발생합니다.
- 발끝으로 서면 종아리 통증이 심해져서 견디기 어렵습니다.
- 생수병이나 캔을 발로 밟아 누를 때 통증이 더욱 심해집니다.
- 자다가 장딴지에 쥐가 나서 자주 깹니다.

비복근 gastrocnemius 에 대해 알아봅시다!

비복근(장딴지근)은 어디에 있나요?

비복근은 종아리 뒤쪽에 두 갈래로 이루어진 근육으로 순우리말로는 장딴지근이라고 합니다. 어원적으로 볼 때 종아리(kneme)에 있는 힘살(gaster)이라는 뜻이며, 장딴지란 종아리의 불룩한 살을 가리킵니다. 비복근은 무릎관절과 발목관절을 모두 통과합니다. 이에 비해 다음 장에서 볼 가자미근은 발목관절만 통과합니다. 즉 가자미근은 무릎관절을 굽힌 상태에서 스트레칭되는 반면, 비복근은 무릎관절을 편 상태에서 스트레칭이 됩니다. 비복근은 발뒤꿈치를 들고 무릎을 굽히는 역할을 하므로 달리고 뛰어오르는 동작을 주도합니다. 특히 강한 움직임이 필요한 단거리 달리기나 점프를 할 때 비복근의 역할이 중요합니다. 햄스트링과 연결되었고, 종아리에 쥐가 나는 근육이 바로 비복근입니다.

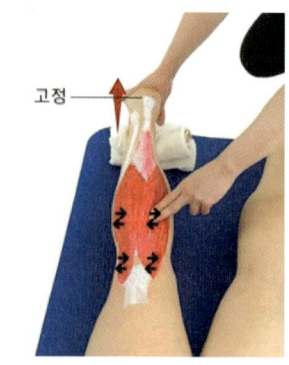

비복근은 어쩌다 뭉치는 걸까요?

- 테니스를 치며 빠르게 방향을 바꾸고 점프하면서 뛰었다.
- 하이힐을 신고 오래 걸었다.
- 깔창을 너무 높게 깔았다.
- 오르막길을 조깅했다.
- 장시간 서서 일한다.

비복근에 연결된 통증 부위

비복근은 종아리 뒤쪽에서 가장 큰 근육입니다. 발목관절과 무릎관절의 안정화에 매우 중요한 이 근육은 일상생활에서 쉽게 피로해질 수 있습니다. 이 근육이 뭉치고 손상되면 종아리 뒤쪽에 경련이 발생하고 쥐가 납니다. 특히 자다가 장딴지에 쥐가 나는 경우가 많은데, 그 주범이 바로 비복근입니다. 나아가 종아리에서 발목으로 내려가는 통증이 발생하고, 심한 경우 발바닥의 오목한 부위가 몹시 아플 수 있습니다. 일시적으로 큰 힘이 들어가는 하체 운동 전후에, 다음 쪽을 참고해 나오는 비복근을 풀어주면 효과가 좋습니다.

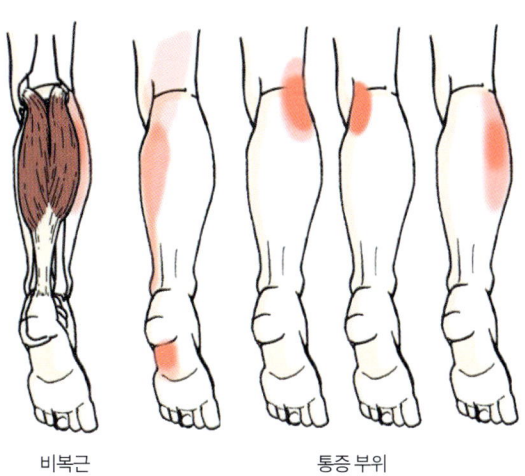

비복근   통증 부위

[비복근을 효과적으로 풀어주는 방법]

(1) 계단 이용하기

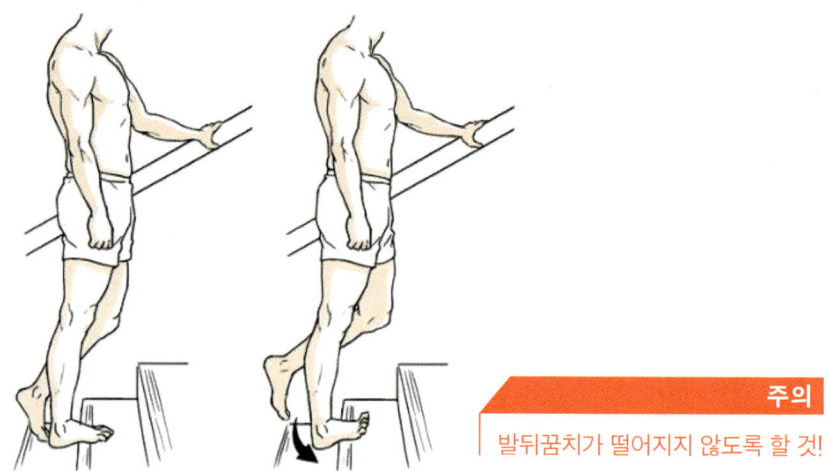

주의
발뒤꿈치가 떨어지지 않도록 할 것!

① 한 손으로 벽이나 계단 난간을 잡고, 아픈 쪽 발을 그림처럼 중앙 부위가 걸쳐지도록 층계의 끄트머리에 올립니다.
② 발뒤꿈치를 5초에 걸쳐 천천히 내리면서 비복근 부위가 늘어나는 느낌에 집중합니다.
③ 이어서 반대쪽 발을 디뎌 다시 올라옵니다.
④ 3세트 반복합니다.

(2) 벽 이용하기

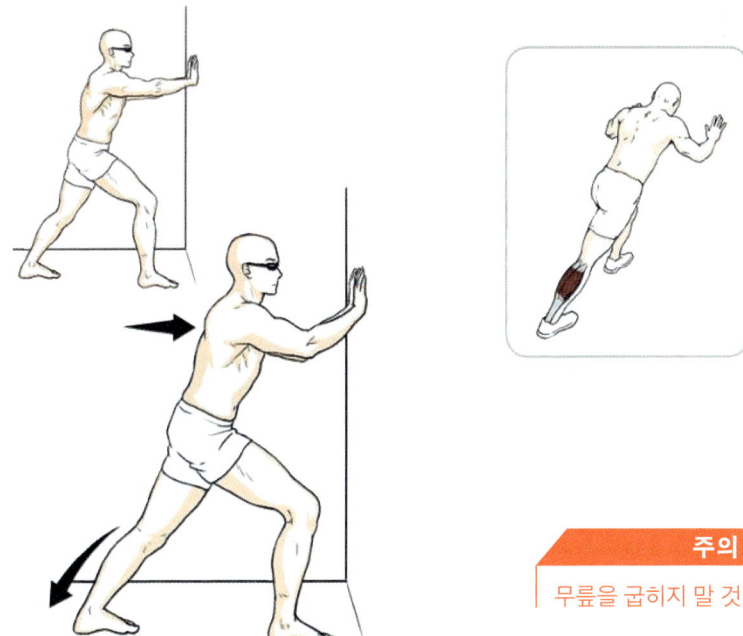

주의
무릎을 굽히지 말 것!

① 벽 앞에 서서 두 손으로 벽을 짚고, 두 발을 앞뒤로 넓게 벌려 섭니다.
② 발뒤꿈치를 바닥에 붙인 채 몸만 앞으로 숙입니다(골반과 허리는 중립을 유지합니다).
③ 뒤쪽 다리의 비복근 부위가 늘어나는 느낌에 집중하면서 15초씩 3세트 반복합니다.
④ 반대쪽도 똑같이 합니다.

[발목 협응력 강화 운동]

이 운동은 발목 앞뒤에 위치한 근육들을 번갈아 수축, 이완시킴으로써 발목 주변부 근육의 협응력을 강화하며 비복근이 빠르게 제 기능을 회복하도록 자극을 줍니다.

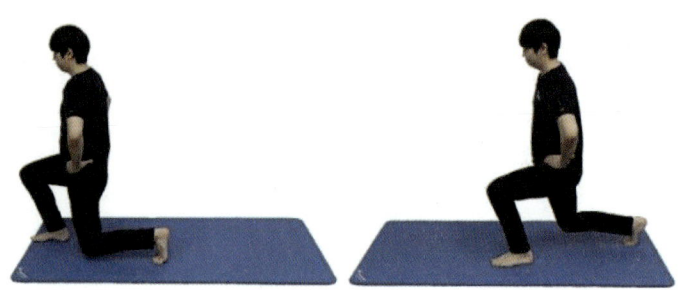

① 매트 위에서 오른발은 내밀고 왼발은 바닥에 접어 사진과 같이 런지 자세를 취합니다.
② 왼발 위치는 고정시킨 채 오른발만 앞뒤로 이동하면서 런지 자세를 반복합니다.
③ 12회 3세트 반복합니다.

→ [햄스트링 마사지]-177쪽, [햄스트링 스트레칭]-254쪽, [발목 신경근 강화 운동]-246쪽도 병행해주세요.

5장

까치발을 들기가 어려워요
∞
가자미근(넙치근)

soleus

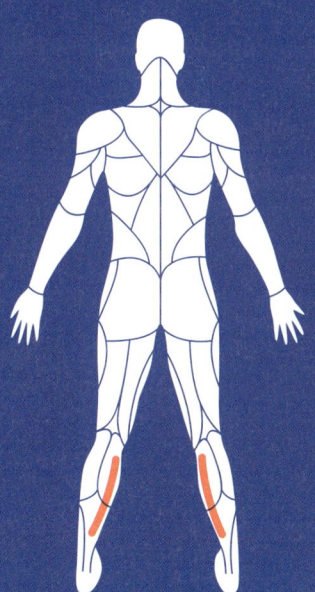

이런 증상이 있습니다!

- 발목을 젖힐 때(발가락이 발등 쪽으로 꺾이도록) 종아리 통증이 심해집니다.
- 까치발을 들면 종아리가 아프고, 심할 땐 아예 까치발을 들 수가 없습니다.
- 종아리가 뻣뻣해지면서 같은 쪽 허리 혹은 엉덩이에 통증이 밀려옵니다.

가자미근 soleus 에 대해 알아봅시다!

가자미근(넙치근)은 어디에 있나요?

가자미근은 종아리 뒤에 있는 근육으로, 앞장에서 본 비복근의 안쪽에 있습니다. 즉 종아리 겉을 감싸고 있는 큰 근육이 비복근이라면 가자미근은 그 속을 감싸고 있죠. 가자미, 또는 넙치를 닮았다 하여 가자미근, 또는 넙치근이라 불립니다. 영문 명칭(soleus)은 동물의 발바닥, 또는 샌들(solea)에서 파생되었습니다. 앞서도 보았지만, 비복근은 무릎관절과 발목관절 모두를 통과하는 반면, 가자미근은 발목관절만 통과합니다. 발가락을 아래로 향하는 동작(발목의 발바닥 굽힘)을 할 때 일하는 대표적인 근육으로, 발뒤꿈치를 들거나 무릎을 굽히는 자세에 관여합니다. 따라서 서 있기, 걷기, 달리기, 점프하기에서 가자미근은 비복근과 함께 많은 에너지를 쓰게 됩니다.

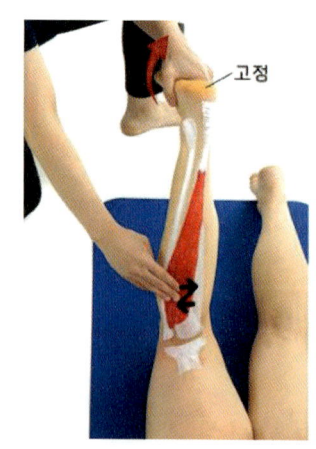

가자미근은 어쩌다 뭉치는 걸까요?

- 업무 특성상 장시간 서서 일한다.
- 하이힐 또는 깔창 높은 신발을 신고 장시간 활동했다.
- 뒤꿈치를 드는 스텝 운동을 장시간 했다.
- 농구나 테니스처럼 높이 점프하는 격렬한 운동을 했다.

가자미근에 연결된 통증 부위

가자미근이 뭉치면, 주로 발뒤꿈치와 복숭아뼈 부근의 아킬레스건에 통증이 나타납니다. 비복근처럼 가자미근도 아킬레스건과 연결되어 있기에 그렇습니다. 또한 발목관절을 주관하는 근육이므로, 발목 통증 때문에 발가락을 발바닥 쪽으로 굽히거나(족저 굴곡) 발등 쪽으로 세우는(족배 굴곡) 동작이 어려워질 수 있습니다. 또한 허리와 엉덩이 쪽에도 가자미근과 연관된 통증이 발생할 수 있습니다.

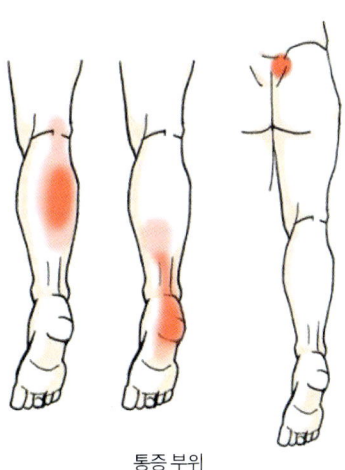

통증 부위

[가자미근을 효과적으로 풀어주는 방법]

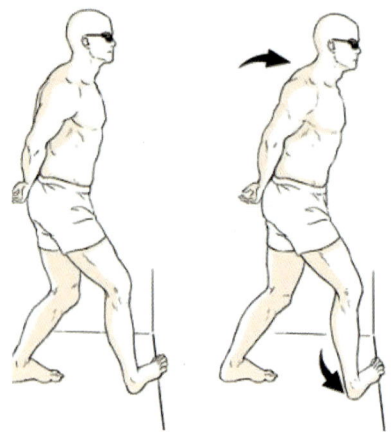

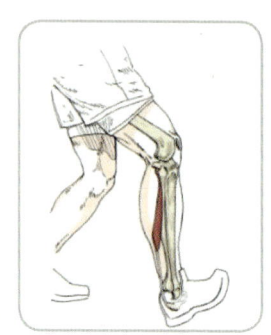

주의
허리가 둥글게 말리지 않도록 할 것!

① 뒷짐을 지고 벽 앞에 섭니다.
② 아픈 쪽 발을 내밀어, 그림과 같이 발 앞꿈치를 벽에 기댑니다.
③ 무릎을 굽힌 다음 무릎을 밀면서 체중을 싣습니다.
④ 가자미근 부위가 늘어나는 느낌에 집중하면서 15초씩 3세트 반복합니다.

→ [햄스트링 마사지]-177쪽과 [햄스트링 스트레칭]-254쪽도 병행해주세요.

6장

걸을 때마다 발뒤꿈치가 쓰라려요
∞ 족저방형근 (발바닥네모근)

quadratus plantae

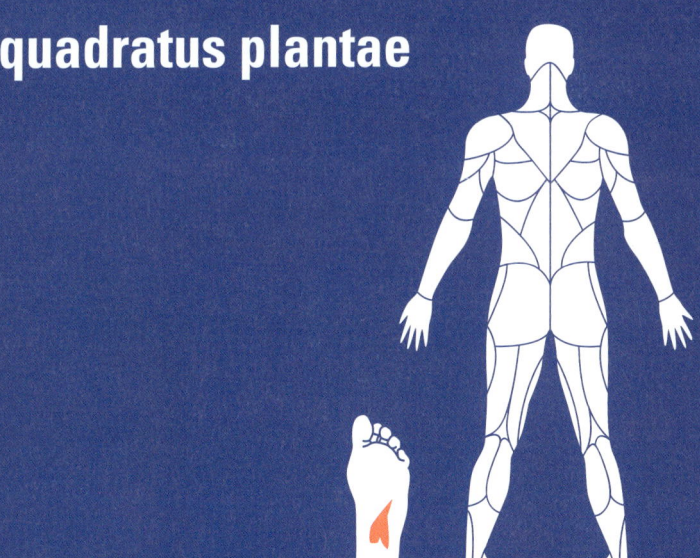

이런 증상이 있습니다!

- 발을 바닥에 디딜 때마다 발뒤꿈치가 아파요.
- 발등과 발바닥이 아파서 걷기가 힘듭니다.
- 발이 부은 것 같고 저리기도 합니다.
- 언제부턴가 발가락 기형이 생겼습니다.

족저방형근 quadratus plantae 에 대해 알아봅시다!

족저방형근(발바닥네모근)은 어디에 있나요?

족저방형근은 발바닥에 네모꼴로 있는 근육이라는 뜻으로 족척방형근이라고도 합니다. 순우리말로는 발바닥네모근이라 부릅니다. 발바닥 근육은 총 4층으로 이루어지는데, 족저방형근은 둘째 층에 있습니다. 둘째 층 근육으로는 이외에도 벌레근(충양근), 긴엄지굽힘근(장무지굴근건), 긴발가락굽힘근(장지굴근건)이 있습니다.

족저방형근은 발꿈치뼈 아랫면에서 시작돼 장지굴근건까지 이어지며, 주요 기능은 엄지발가락을 제외한 검지발가락부터 새끼발가락까지의 굽힘을 돕는 것입니다.

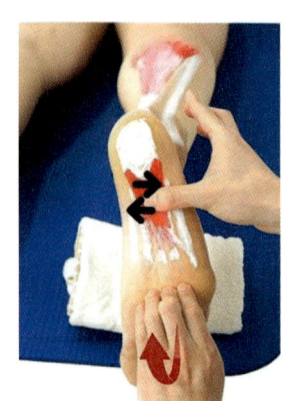

족저방형근은 어쩌다 뭉치는 걸까요?

- 고르지 않은 땅에서 걷거나 뛰었다.
- 딱딱한 지면에서 맨발로 걸었다.
- 하이힐 또는 깔창 높은 신발을 신었다.
- 너무 작은 신발을 장시간 착용했다.
- 댄서처럼 발에 과부하가 걸리는 직업이다.

족저방형근에 연결된 통증 부위

족저방형근은 앞서 이야기한 것처럼 발바닥의 제2층에 있는 근육입니다. 족저방형근이 뭉치면 주로 발뒤꿈치에 통증이 나타나지만, 같은 층에 있는 벌레근(충양근)도 함께 뭉치는 경우가 많아서 발등과 발바닥에도 통증이 번지기 쉽습니다. 발이 붓고 저리며 걷기가 매우 불편해지죠. 족저근막염 증상과 비슷하나, 족저방형근 통증은 아킬레스건으로 번지는 것이 아니라는 차이가 있습니다.

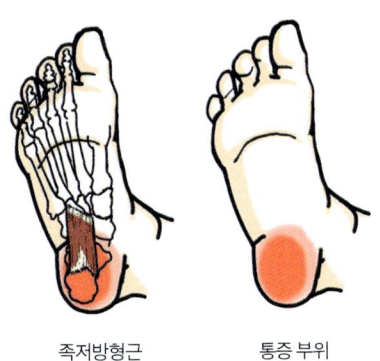

족저방형근   통증 부위

[족저방형근을 효과적으로 풀어주는 방법]

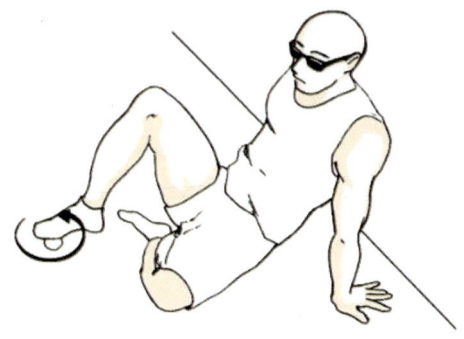

주의
발바닥 중앙 부위는 절대 풀지 말 것!

① 등에 벽을 기대고 앉아, 아픈 쪽 발바닥에 마사지볼이나 테니스공을 놓습니다.
② 볼을 밟고 원을 그리는 동안, 반대쪽 무릎은 안으로 접어서 체중을 지지합니다.
③ 이때 발바닥 위쪽(발가락 쪽)만 풀어주되, 통증이 심할 경우 강도를 줄입니다.
④ 15초씩 3세트 실시합니다.

→ [햄스트링 마사지]-177쪽과 [햄스트링 스트레칭]-254쪽을 병행해주세요.

7장

엄지발가락 쪽 발바닥이 아파요
& 장무지굴근 (긴발가락굽힘근)

flexor hallucis longus

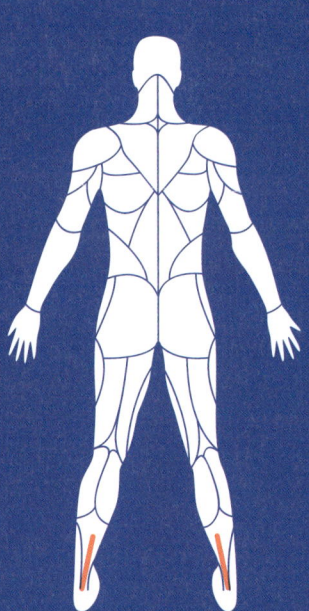

이런 증상이 있습니다!

- 발 앞쪽과 발가락 쪽 발바닥이 아픕니다.
- 엄지발가락 쪽 발바닥에 통증이 있습니다.
- 발과 종아리 쪽에도 통증이 있습니다.
- 발가락 변형이 있습니다.

장무지굴근 flexor hallucis longus 에 대해 알아봅시다!

장무지굴근(긴발가락굽힘근)은 어디에 있나요?

장무지굴근은 종아리 뒤쪽에서 엄지발가락 쪽으로 이어지는 근육입니다. 엄지발가락(hallucis)을 굽히는(flexor) 데 쓰이는 긴(longus) 근육이라는 뜻으로, 순우리말로는 긴발가락굽힘근이라 합니다. 엄지발가락 굽힘, 발뒤꿈치를 세우고 발가락을 발바닥 쪽으로 오므리는 동작(발목의 발바닥 굽힘)에 많은 일을 합니다. 즉 발을 아치형으로 만들어주는 데 매우 중요한 근육입니다. 발 앞쪽을 많이 쓰는 발레와 체조, 발 앞쪽을 힘껏 미는 수영 종목에서 특히 많이 쓰는 근육이죠.

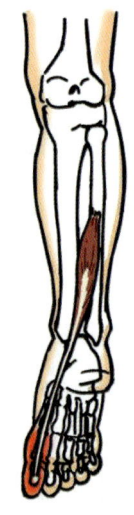

장무지굴근

장무지굴근은 어쩌다 뭉치는 걸까요?

- 평탄하지 않은 길이나 모래사장에서 오래 걷거나 뛰었다.
- 걸을 때 발이 과도하게 바깥쪽으로 꺾이는 편이다.
- 하이힐 또는 두꺼운 깔창을 넣은 신발을 신는다.
- 바닥이 너무 딱딱한 신발을 신는다.
- 발레나 체조처럼 발끝을 세우는 운동을 많이 하는 편이다.

장무지굴근에 연결된 통증 부위

장무지굴근은 엄지발가락과 연결된 근육이므로 엄지발가락 통증과 관련이 깊습니다. 체조, 발레, 수영 등 근육 과사용이 문제가 되는 케이스가 대부분입니다. 엄지발가락을 무리하게 사용하면 장무지굴근이 뭉치고 종아리 뒤쪽에도 통증이 발생할 수 있습니다. 제때 풀어주지 않으면 염증이 발생할 수 있으니 다음 쪽에서 소개하는 동작들을 따라 하면서 잘 풀어주세요.

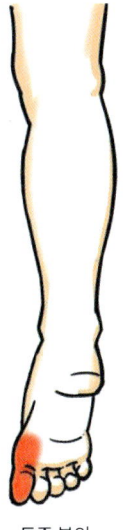

통증 부위

[장무지굴근을 효과적으로 풀어주는 방법]

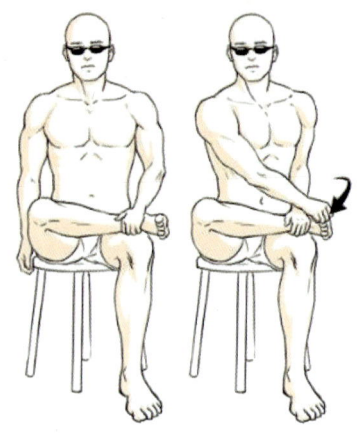

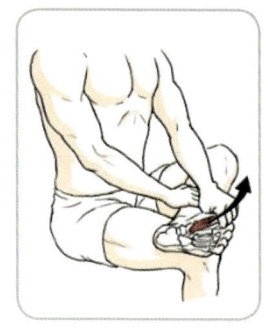

주의
엄지발가락을 제외한 네 발가락은 내릴 것!

① 의자에 앉아서 아픈 쪽 발을 반대쪽 무릎 위에 올립니다.
② 한쪽 손으로 발목을 잡아 고정하고, 반대쪽 손으로 엄지발가락을 잡고 대각선 위쪽으로 당깁니다.
③ 이때 나머지 네 발가락은 아래로 내립니다.

[발레핏 스트레칭]

발가락을 움직이는 발 내재근의 유연성을 높여주는 운동입니다. 발 내재근의 유연성이 떨어지면 발목이 과도하게 움직이고 반응 속도가 떨어지면서 발목이 쉽게 꺾일 수 있습니다.

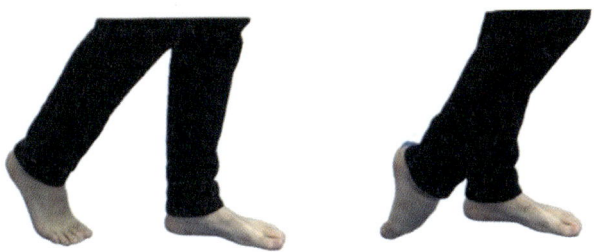

① 매트 위에 서서 발가락을 완전히 편 뒤 발뒤꿈치만 올립니다.
② 발가락이 안으로 완전히 말려 들어가도록 발뒤꿈치를 최대한 올립니다. 발레에서 발끝으로 서는 자세를 연상하면 됩니다(발가락 관절은 바닥에 내내 붙어있어야 합니다).
③ 12회씩 3세트 실시하고 반대쪽 발도 똑같이 합니다.

→ [발가락 심부 근육 활성화 운동]-245쪽을 병행해주세요.

부록

부위별 스트레칭 & 운동 한눈에 보기

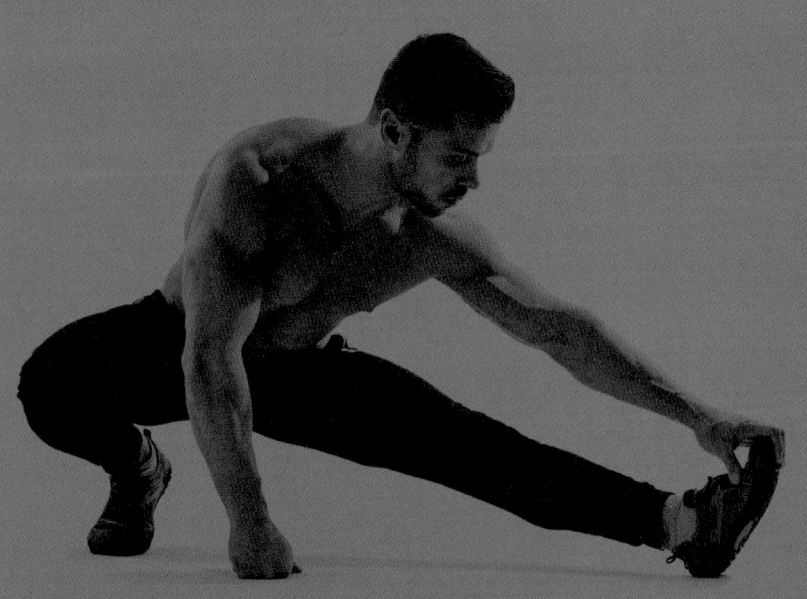

부록

1 목

후두하근(뒤통수밑근)
p.15
→

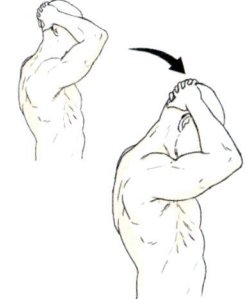
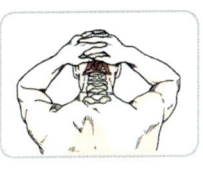

흉쇄유돌근(목빗근)
p.22
→

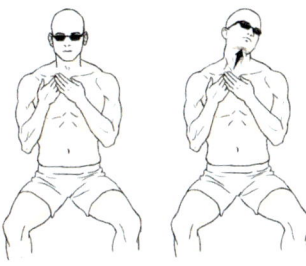
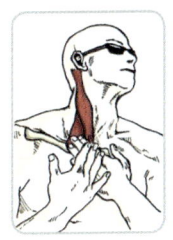

경판상근(목널판근)
p.27
→

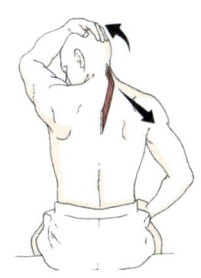

사각근(목갈비근)
p.31
→

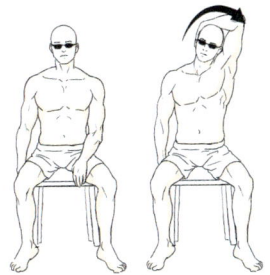
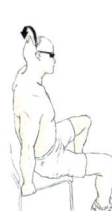
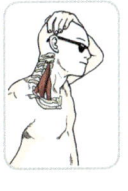

1 목 — 275

2 어깨

대원근(큰원근)
p.39
→

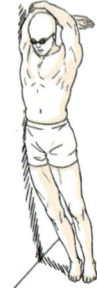
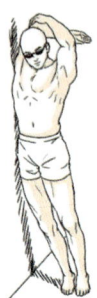
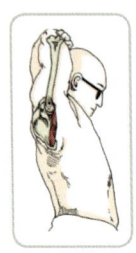

삼각근(어깨세모근) 전면
p.45
→

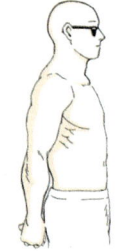
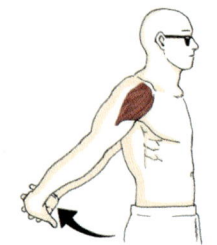

삼각근(어깨세모근) 측면
p.46
→

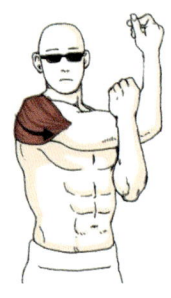

극상근(가시위근)
p.51
→

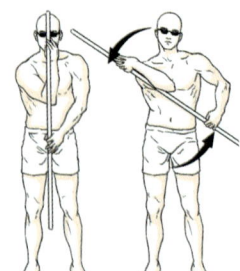
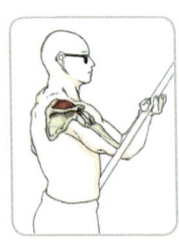

부록

극상근(가시위근)
p.52

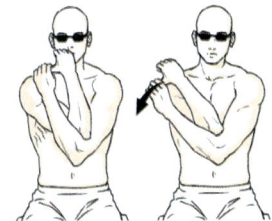 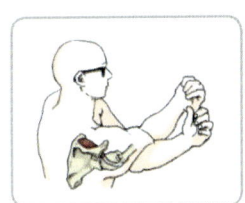

견갑하근(어깨밑근)
p.56

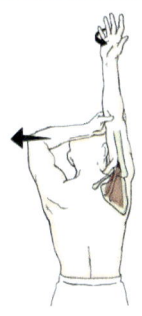

승모근(등세모근)
p.60

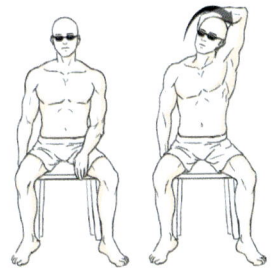 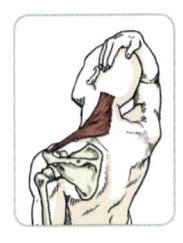

견갑거근(어깨올림근)
p.66

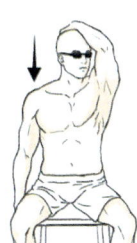 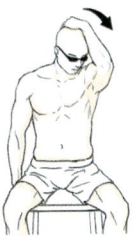 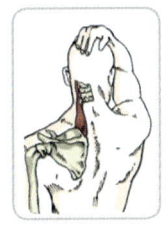

견갑거근(어깨올림근)
p.67

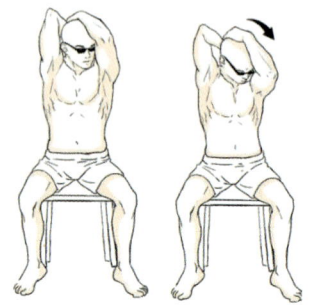
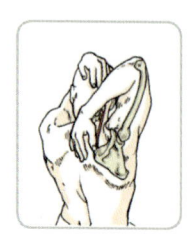

극하근(가시아래근)
p.71

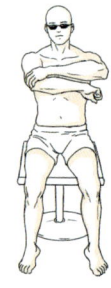
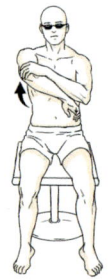
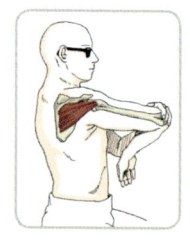

극하근(가시아래근)
p.72

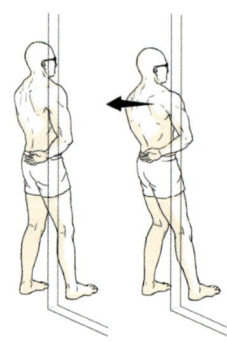
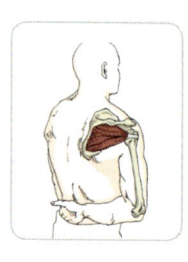

③ 팔 & 팔꿈치 & 손목

상완이두근
(위팔두갈래근, 이두박근)
p.79

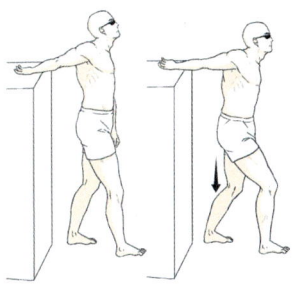
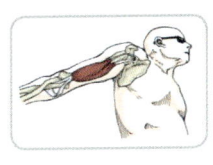

오훼완근(부리위팔근)
p.83

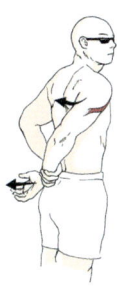

삼두근(위팔세갈래근)
p.88

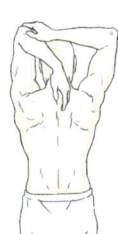
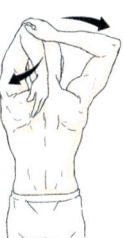
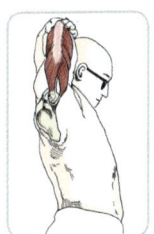

손목 굴곡근(굽힘근)
p.94

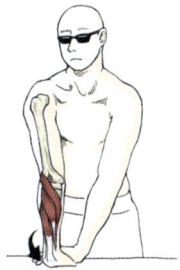

손목 굴곡근(굽힘근)
p.95

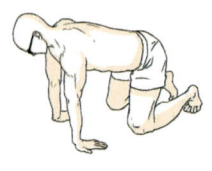

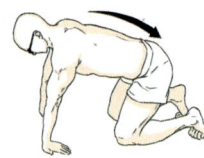

장장근(긴손바닥근)
p.101

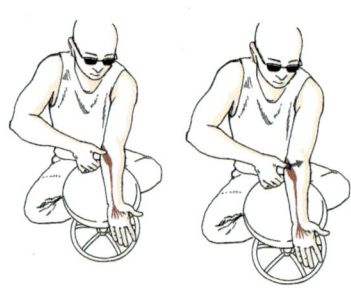

손목 신전근(폄근)
p.105

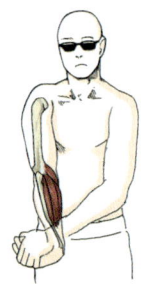

원회내근(원엎침근)
p.111

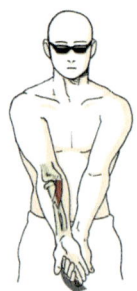

부록

회외근(뒤침근)
p.115

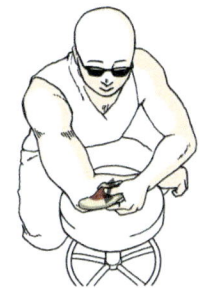
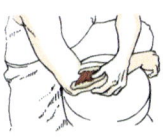
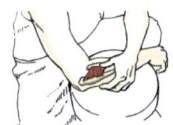

주근(팔꿈치근)
p.120

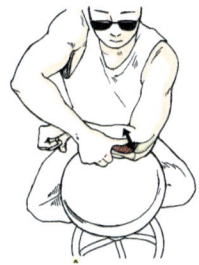
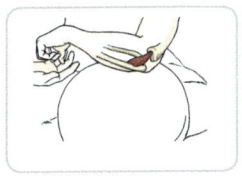

4 등 & 가슴

광배근(넓은등근)
p.129
→

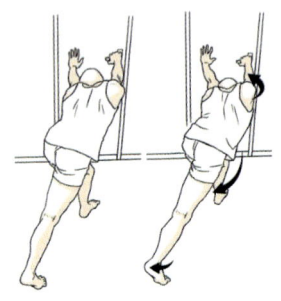
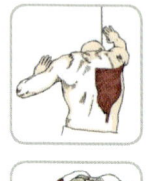
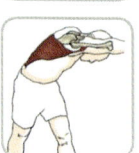

광배근(넓은등근)
p.130
→

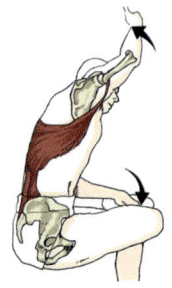

전거근(앞톱니근)
p.135
→

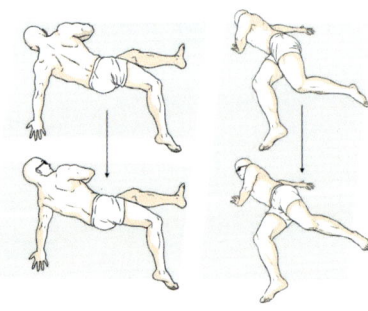

전거근(앞톱니근)
p.136
→

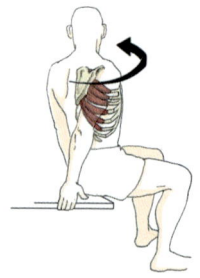

부록

능형근(마름근)
p.141
→
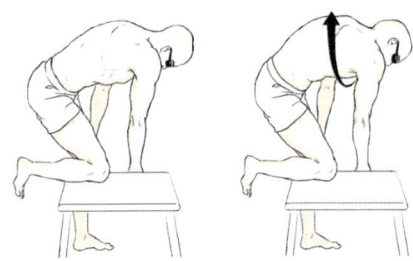

능형근(마름근)
p.142
→
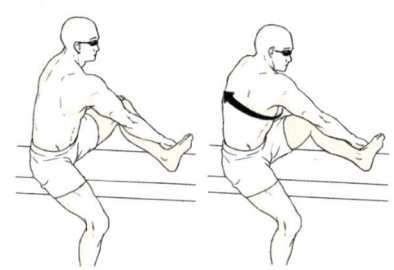

대흉근(큰가슴근)
p.146
→
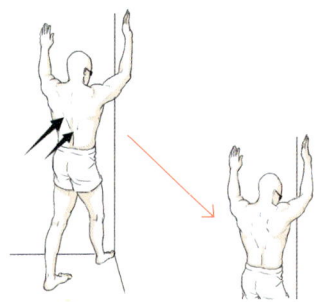
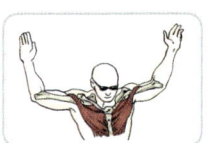

소흉근(작은가슴근)
p.152
→
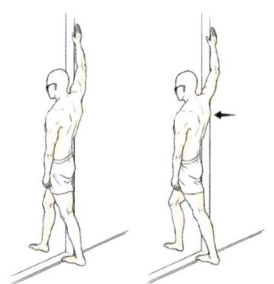
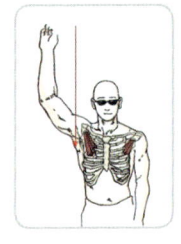

소흉근(작은가슴근)
p.153

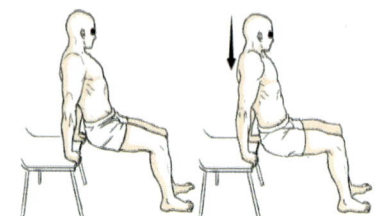
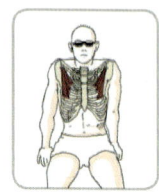

흉골근(복장근)
p.159

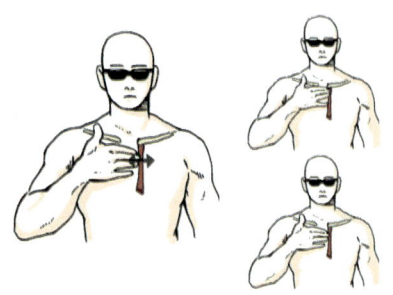

쇄골하근(빗장밑근)
p.163

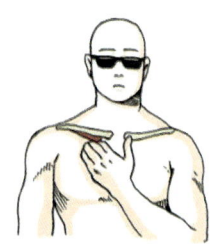
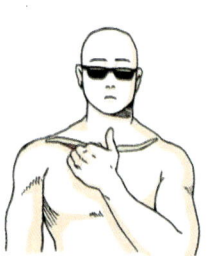

5 허리 & 골반

척추기립근(척주세움근)
p.169
→

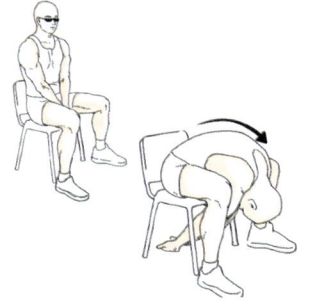
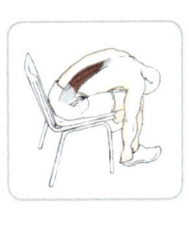

복직근(배곧은근)
p.175
→

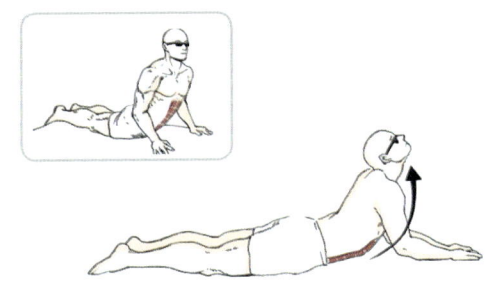

요방형근(허리네모근)
p.181
→

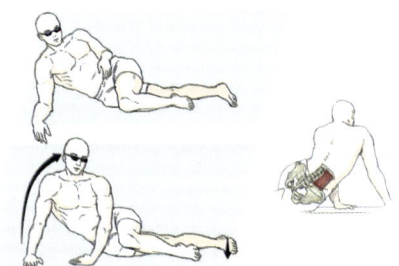

요방형근(허리네모근)
p.182
→

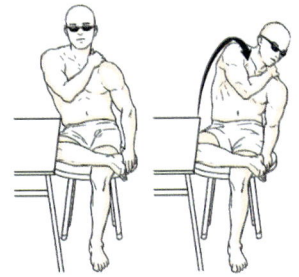
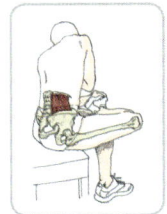

요방형근(허리네모근)
p.183

→

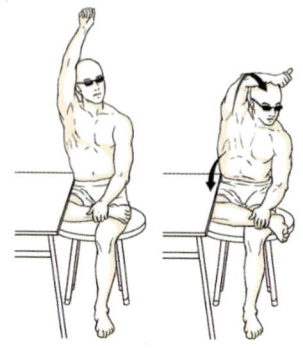
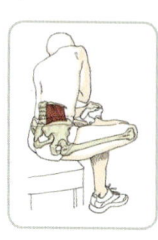

장요근(엉덩허리근)
p.187

→

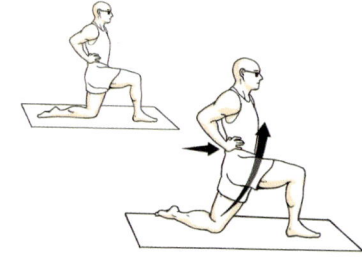
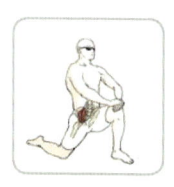

대둔근(큰볼기근)
p.192

→

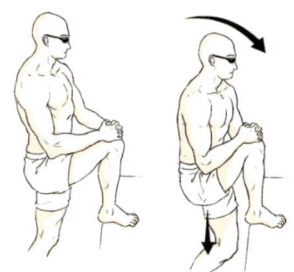
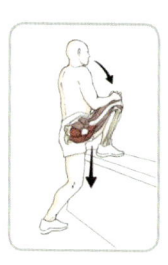

대둔근(큰볼기근)
p.193

→

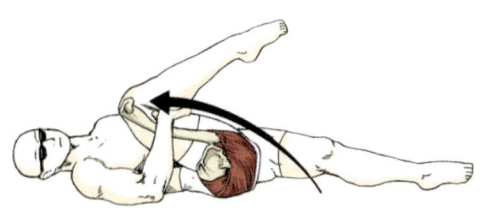

부록

중둔근(중간볼기근)
p.198
→

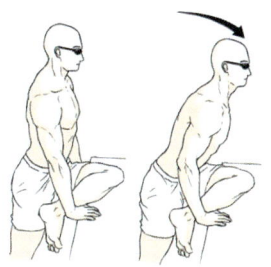 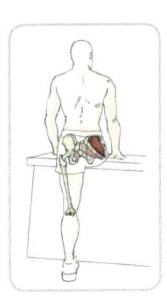

이상근(궁둥구멍근)
p.202
→

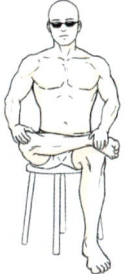 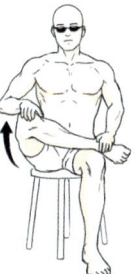 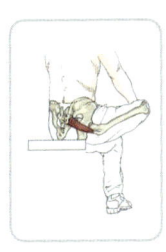

이상근(궁둥구멍근)
p.203
→

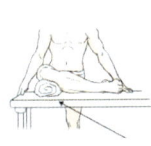 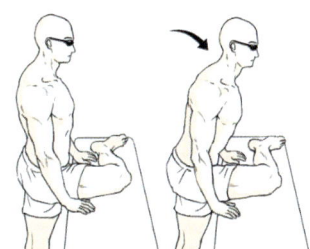 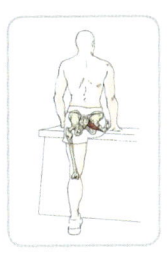

대퇴 근막장근
(넙다리근막긴장근)
p.207
→

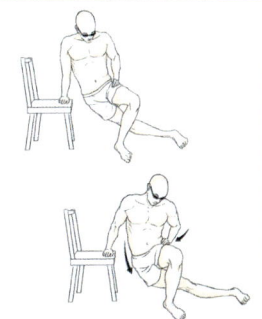 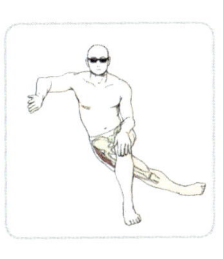

5 허리 & 골반 — 287

내전근(모음근)
p.212

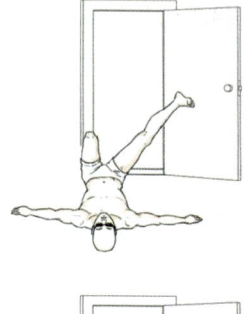

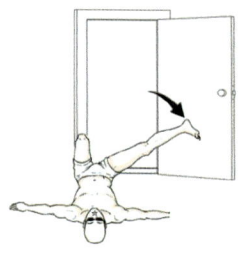

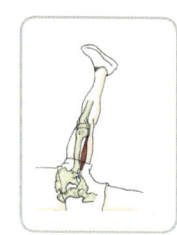

내전근(모음근)
p.213

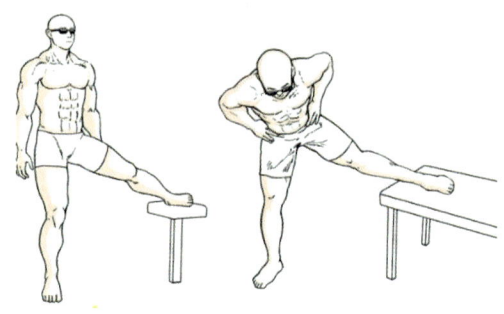

부록

6 무릎 & 허벅지

대퇴사두근(넙다리네갈래근)
p.222
→

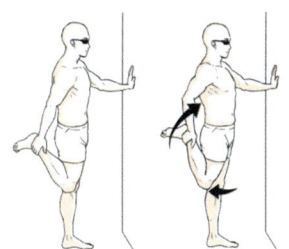
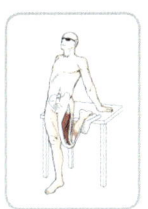

**대퇴이두근
(넙다리두갈래근)**
p.229
→

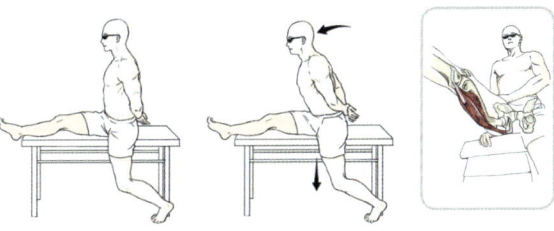

봉공근(넙다리빗근)
p.235
→

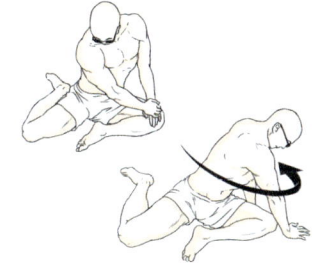
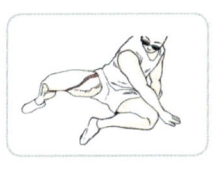

슬와근(오금근)
p.239
→

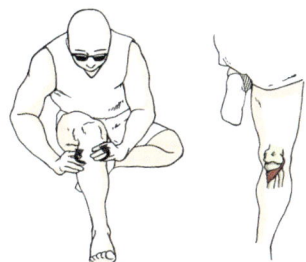

7 발목 & 발가락

비골근(종아리근)
p.245
→

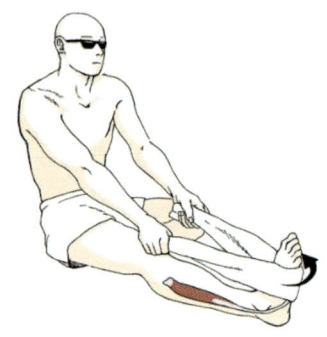

전경골근(앞정강근)
p.250
→

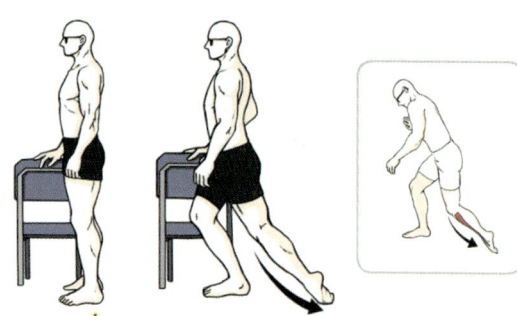

후경골근(뒤정강근)
p.254
→

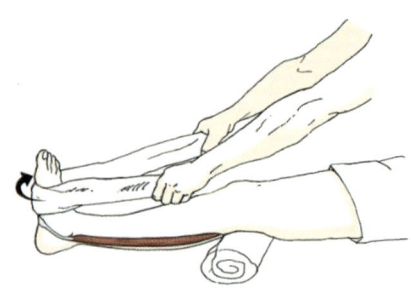

부록

비복근(장딴지근)
p.258

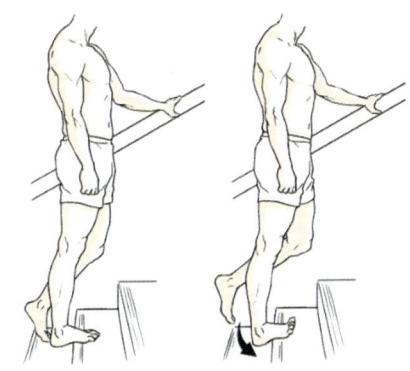

비복근(장딴지근)
p.259

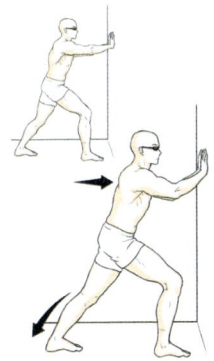
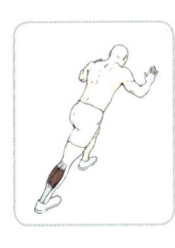

가자미근(넙치근)
p.264

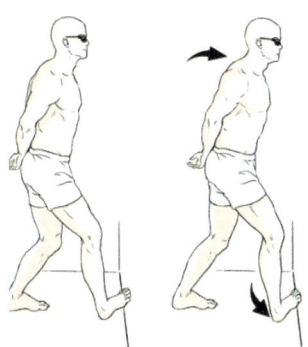
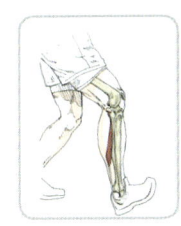

[7] 발목 & 발가락 — 291

족저방형근(발바닥네모근)
p.268

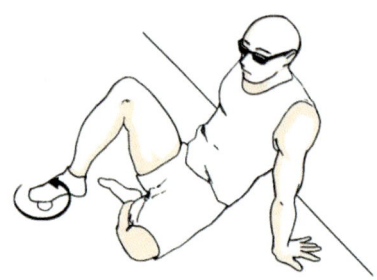

장무지굴근(긴발가락굽힘근)
p.272

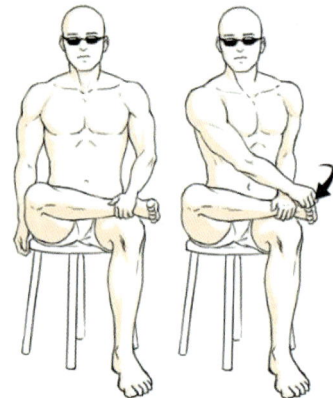

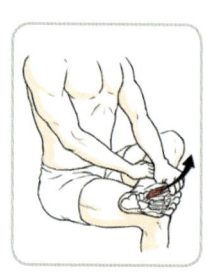

부록

8 기타 운동

목 흉쇄유돌근 마사지
p.16
→

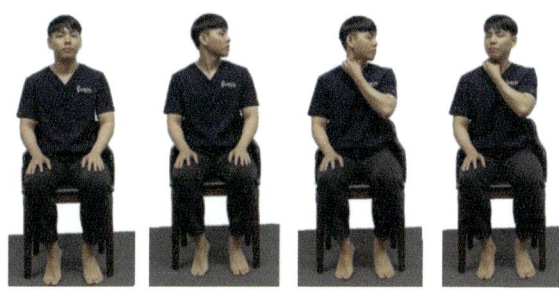

목 흉근 스트레칭
p.17
→

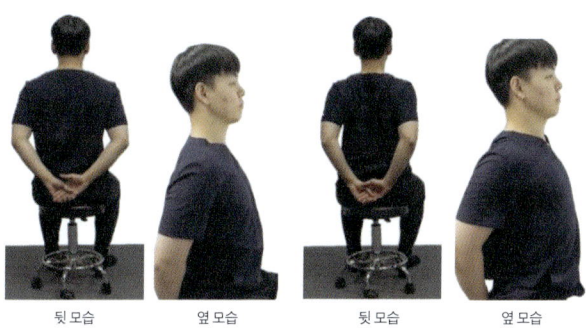

뒷 모습   옆 모습   뒷 모습   옆 모습

목 소흉근 마사지
p.18
→

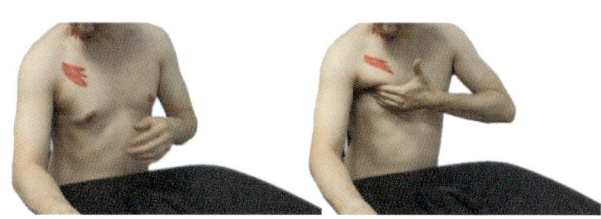

목 상부 승모근 스트레칭
p.23

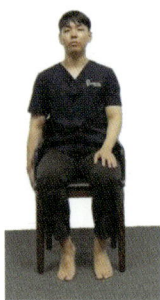 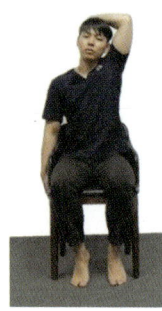 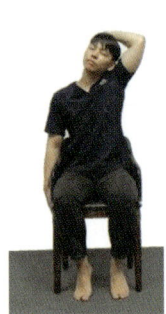

목 복식 호흡
p.32

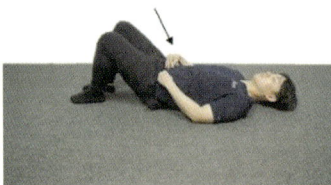 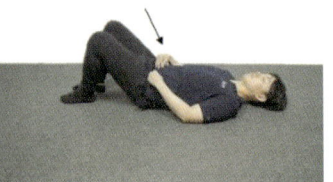

어깨, 팔 회전근개 활성화 운동 A
p.41

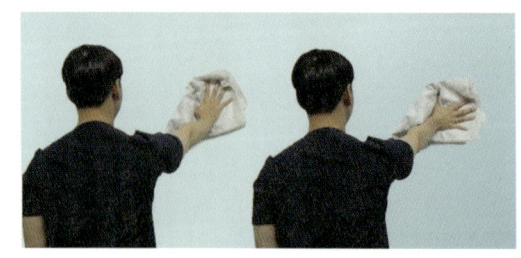

부록

손목, 팔꿈치 회전근개 활성화 운동 B
p.122
→

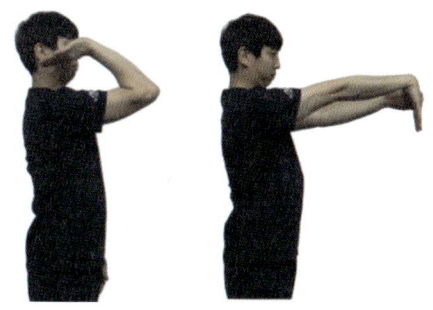

어깨, 가슴 스켑션 슈러그
p.47
→

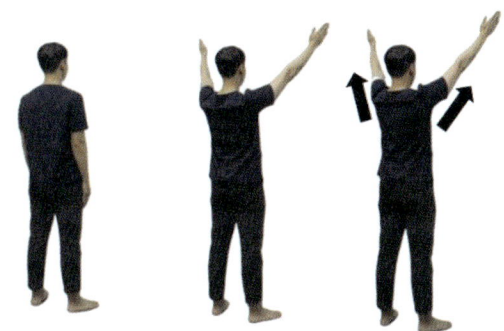

어깨 진자 운동
p.40
→

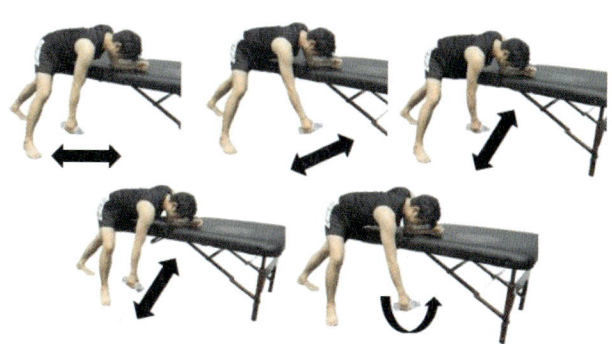

8 기타 운동 — 295

어깨 30도 외전 슈러그
p.61

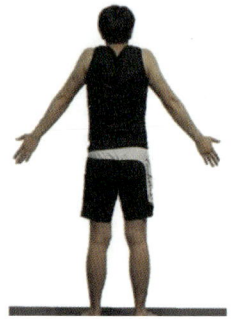 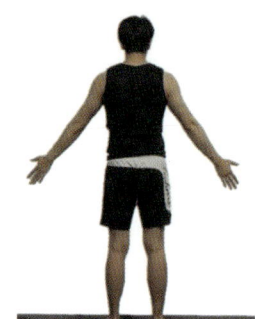

어깨 상지 신경근 활성화 운동
p.62

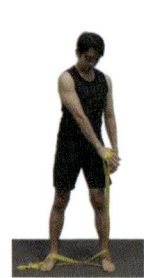 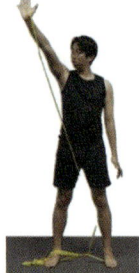 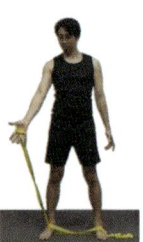 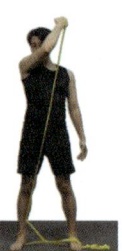

팔 이두근 마사지
p.84

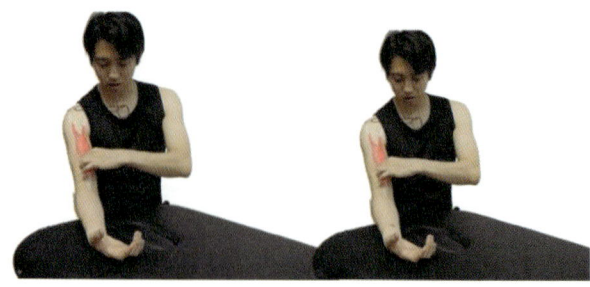

팔 이두근 가동술
p.89
→

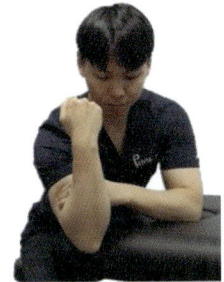
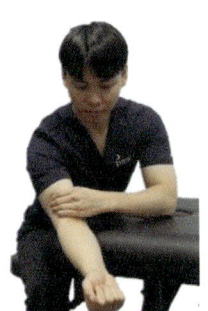

 정중신경, 수지근 가동술
p.96
→

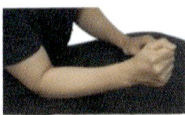
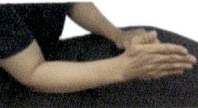
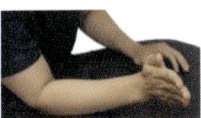
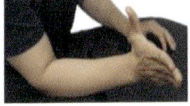
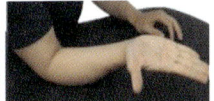
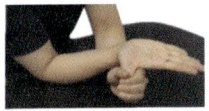

 손가락 신전 운동
p.97
→

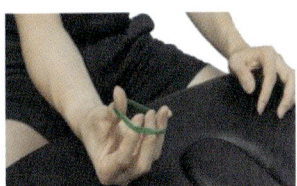
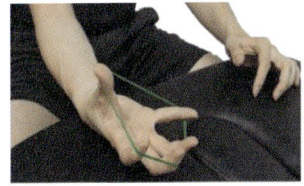

팔꿈치 근막 스트레칭
p.106
→

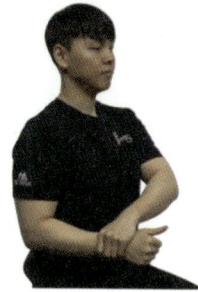 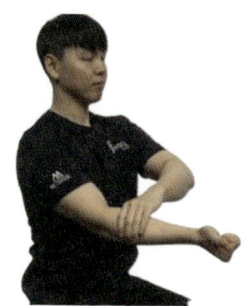

 신근 근신경 스트레칭
p.107
→

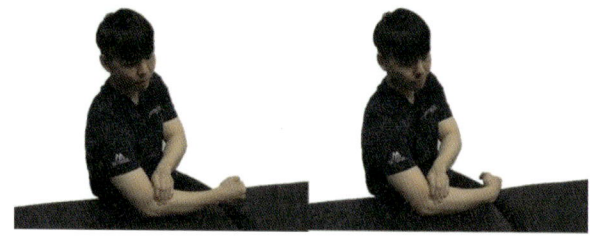

 망치 운동
p.116
→

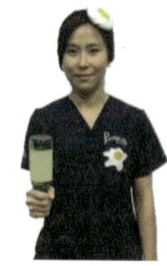 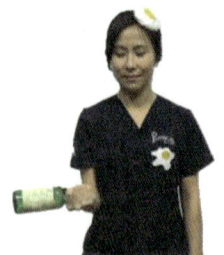

팔꿈치 걸레 짜기 운동
p.121
→

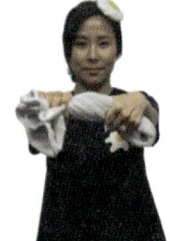 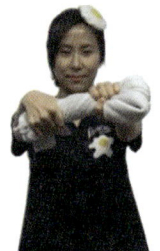

 등 상지 신전근 운동
p.131
→

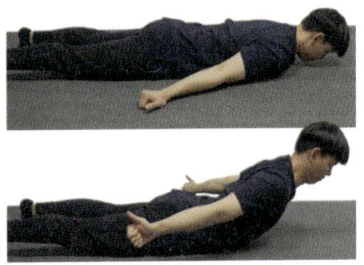

 등 장흉신경 가동술
p.137
→

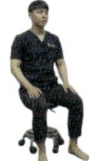 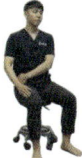 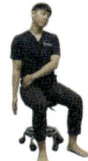 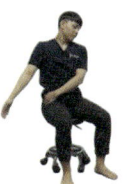 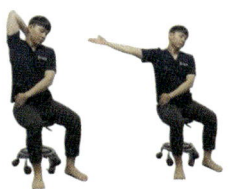

가슴 전거근 신경근 활성화 운동
p.147
→

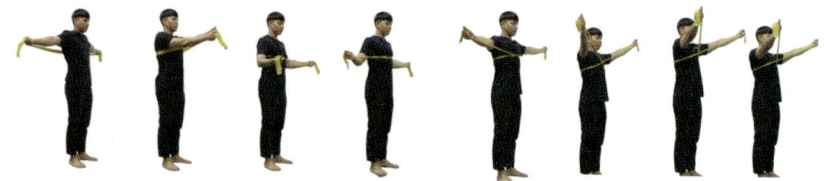

가슴 견갑하근 신경근 활성화 운동
p.148
→

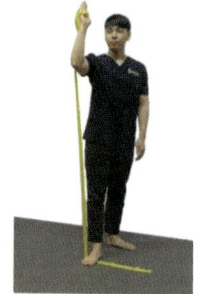 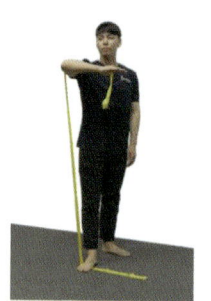

가슴 사각근 셀프 마사지
p.154
→

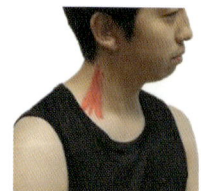 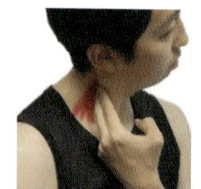 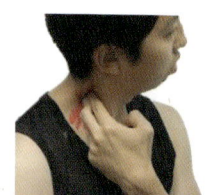

부록

가슴 전거근 활성화 운동
p.155
→

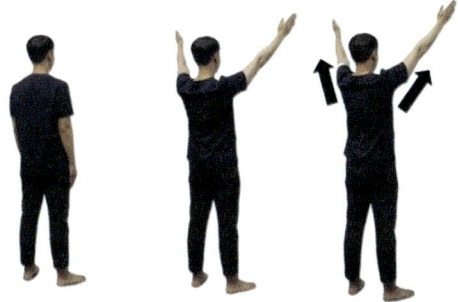

허리, 골반, 허벅지 허리 골반 협응 운동
p.170
→

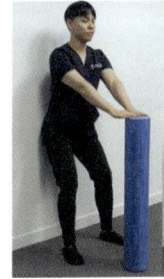 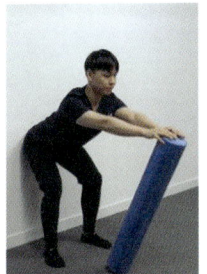

허리, 골반 골반 중립 인지 운동
p.171
→

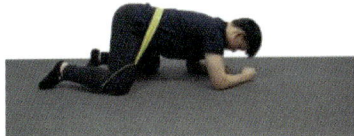 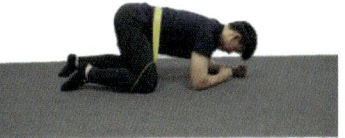

엉덩이, 허벅지 둔근 활성화 운동

p.171

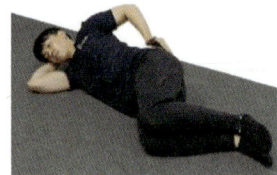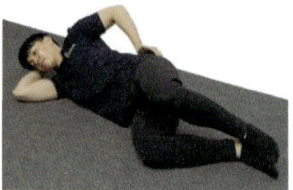

 복부 드로우 인

p.176

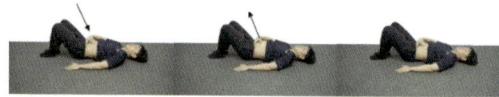

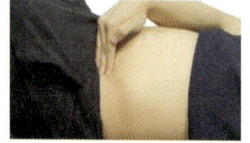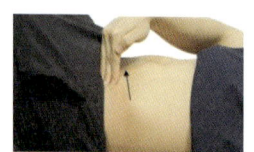

 허벅지 햄스트링 마사지

p.177

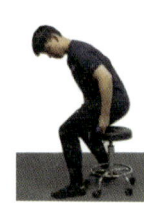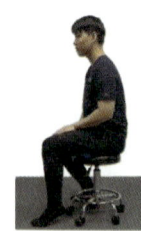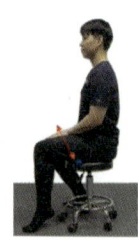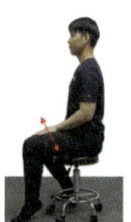

허리, 골반, 엉덩이 골반 안정화 운동
p.188

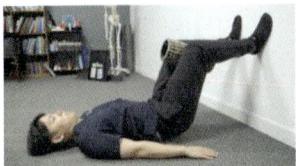 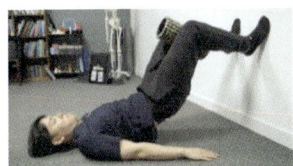

 엉덩이 요방형근 마사지
p.194

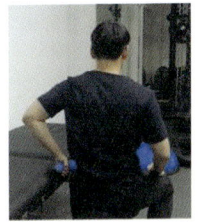 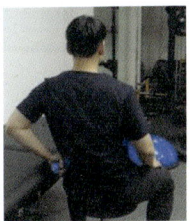 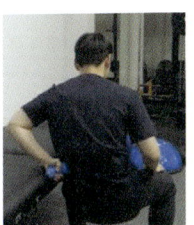

 허벅지 골반 척추 안정화 및 협응 운동
p.208

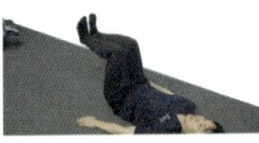 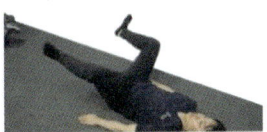
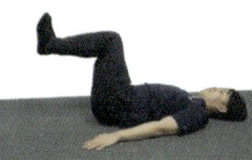 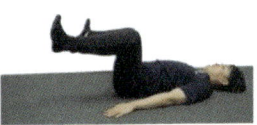

허벅지 장요근 마사지
p.214
→

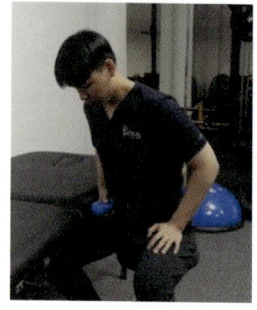
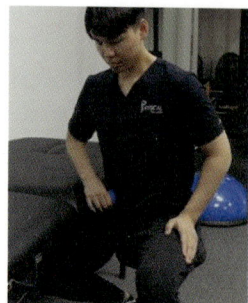

허벅지 Q-세팅
p.223
→

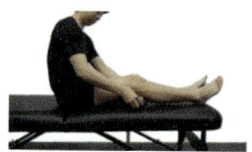
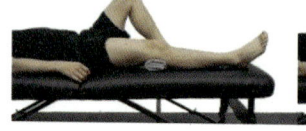
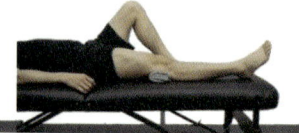

허벅지 TKC 운동
p.224
→

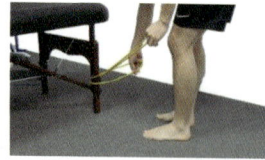
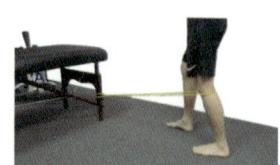
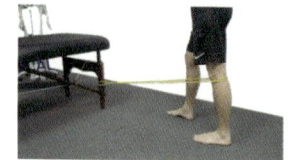

부록

 밴드 스쾃
p.225
→

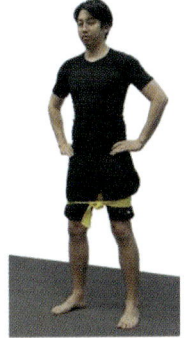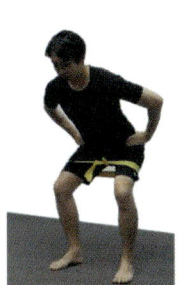

 종아리 마사지
p.230
→

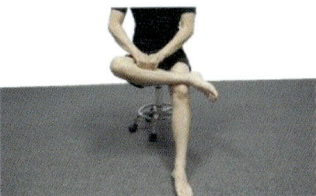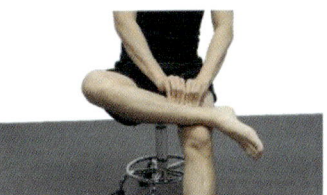

 허벅지 등척성 강화 운동
p.231
→

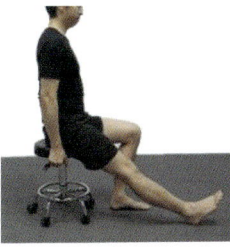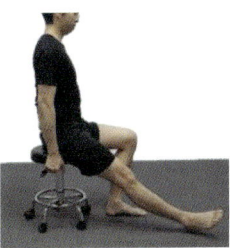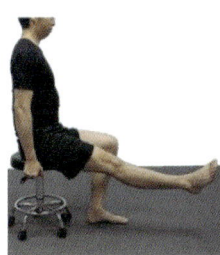

8 기타 운동 — 305

종아리, 발가락 발가락 심부 근육 활성화 운동
p.245
→

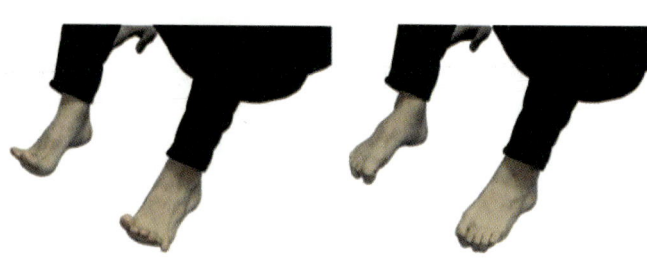

종아리, 발목 발목 신경근 강화 운동
p.246
→

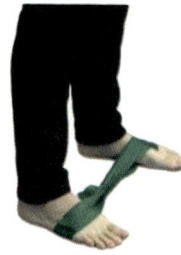 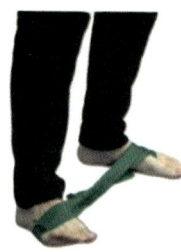 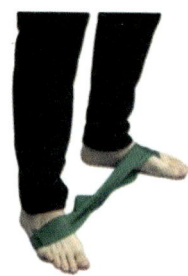

종아리, 발목 발목 동적 안정화 운동
p.246
→

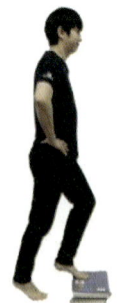 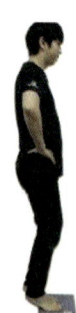 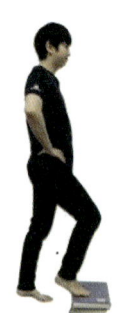

부록

종아리 햄스트링 스트레칭
p.254 →

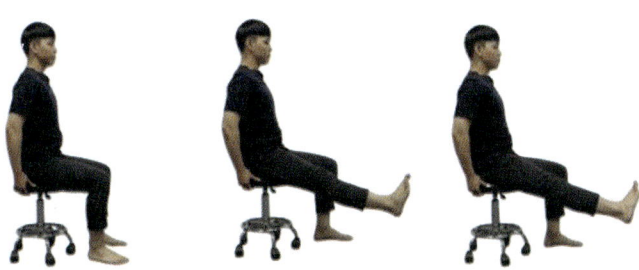

종아리, 발목 발목 협응력 강화 운동
p.260 →

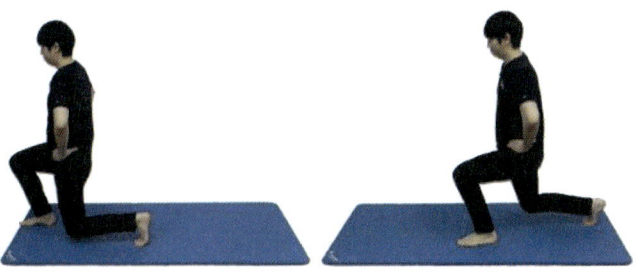

발목, 발가락 발레핏 스트레칭
p.273 →

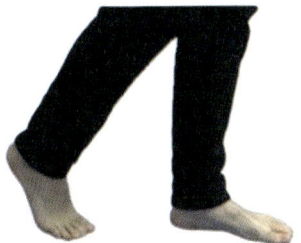
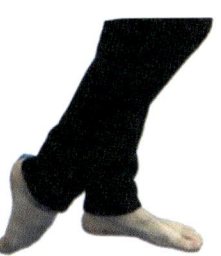

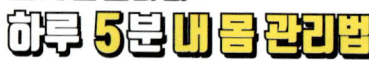
피지컬갤러리의 하루 5분 내 몸 관리법

지은이 | 라이프에이드(전하윤 · 이헌규 · 황보인), 문교훈
발행처 | 시간과공간사
발행인 | 최훈일
일러스트 | 김도예, 류예정
디자인 | 디자인86, 김윤미, 강유리

신고번호 | 제2015-000085호
신고연월일 | 2009년 11월 27일

초판 1쇄 발행 | 2020년 09월 10일
초판 2쇄 발행 | 2020년 09월 15일

우편번호 | 10594
주소 | 경기도 고양시 덕양구 통일로 140(동산동 376)
　　　　삼송테크노밸리 A동 351호

전화번호 | (02) 325-8144(代)
팩스번호 | (02) 325-8143
이메일 | pyongdan@daum.net

ISBN | 979-11-90818-06-3(13510)

ⓒ 시간과공간사, 2020

※ 가격은 뒤표지에 있습니다.
※ 잘못된 책은 구입하신 곳에서 바꾸어 드립니다.
※ 저작권법에 의하여 저작권자 및 출판사 허락 없이 무단 전재 및 복제, 인용을 금합니다.

> 이 도서의 국립중앙도서관 출판예정도서목록(CIP)은 서지정보유통지원시스템 홈페이지
> (http://seoji.nl.go.kr)와 국가자료종합목록 구축시스템(http://kolisnet.nl.go.kr)에서 이용
> 하실 수 있습니다. (CIP제어번호 : CIP2020032505)